W0061798

Hanni Rützler, Wolfgang Reiter
Muss denn Essen Sünde sein?
Orientierung im Dschungel der
Ernährungsideologien

Hanni Rützler, Wolfgang Reiter

Muss denn Essen
Sünde sein?

Orientierung im Dschungel
der Ernährungsideologien

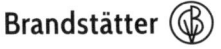
Brandstätter

Inhalt

Vorwort

Seit der Antike ist das Nachdenken über Ernährung fixer Bestandteil der philosophischen Reflexion über das *rechte* und *gute* Leben. Friedrich Nietzsche meinte, erst die Ausbildung und die Verfeinerung des Geschmackssinns mache den *homo sapiens* aus. Und auch wir, die zeitgenössischen Vertreter und Vertreterinnen dieser Spezies, assoziieren das gute Leben meist mit kulinarischen Freuden. Obwohl wir sie uns immer weniger gönnen – und wenn, dann oft nur mit schlechtem Gewissen.

Blättert man durch Zeitungen und Magazine, kämpft man sich durch den Wust an Ernährungsratgebern und durch einschlägige Internetforen, studiert man aufmerksam vegane oder ayurvedische Kochbücher, dann gewinnt man leicht den Eindruck, dass man fast überhaupt nichts mehr essen, geschweige denn genießen kann. Jeder Bissen könnte einem – ob aus gesundheitlichen, ökologischen oder moralischen Gründen – im Hals stecken bleiben. Mit jedem falschen Schluck fühlt man sich als Sünder oder Sünderin überführt.

Essen und Trinken, so scheint es, sind zur Agora des schlechten Gewissens geworden. Was früher die Diäten waren, sind heute die zum korrekten Lebensstil erklärten Essmarotten. Ob vegan, laktose- oder glutenfrei – radikale Ernährungsweisen sind zum gesellschaftlichen Dauerthema geworden. Dabei geht es längst nicht mehr nur um die individuelle Gesundheit, um Fitness oder körperliches Wohlbefinden. Die auf unterschiedlichen Fronten geführten Diskussionen um das *richtige* Essen sind längst zu Stellvertreterdebatten um das *richtige* Leben geworden. Ja, Essen war schon immer politisch, nun aber sehen wir uns zunehmend mit fundamentalistischen Positionen konfrontiert, die die berechtigte Infragestellung unserer modernen Ernährungsweise und Nahrungsmittelproduktion mit dem Habitus moralischer Überlegenheit würzen. Und das erschwert jede sachliche Auseinandersetzung.

Insbesondere der Veganismus ist dabei, zur *idea fixa* zu werden, zur überwertigen Idee im gesamtgesellschaftlichen Diskurs. Aber auch andere Spielarten des Ernährungsfundamentalismus finden zunehmend Verbreitung: von den überzeugten *Free Froms*, die Laktose und Gluten wie künstliche Zusatzstoffe meiden, bis zu sektenhaft agierenden *Kulinarikern*, die in Glutamat ein Elixier des Teufels sehen und in jedem neuen Convenience-Produkt ein Indiz für den Untergang des Abendlandes.

Diesen verkrampften Blick auf unser Essen wollen wir mit den Überlegungen, die wir in diesem Buch anstellen, wieder etwas entspannen. Was Sie, liebe Leserin, lieber Leser, in der Hand halten, ist daher kein weiterer Diätratgeber, keine neue Bibel für Gourmets, keine Charta für ökologischen Landbau, auch keine Streitschrift für oder wider die Nahrungsmittelindustrie. Mit diesem Buch wollen wir Sie zu einem reflektierten und auch etwas gelasseneren Umgang mit Ihrem Essen ermutigen. Und dazu, die Wahl Ihrer Lebens- und Genussmittel nicht nur an moralischen und gesundheitlichen Motiven, sondern auch wieder an der Idee des guten Lebens zu orientieren. Das schließt auch ein, mit Ambivalenzen und Widersprüchen umgehen zu lernen, sich immer wieder Momente kindlicher Unvernunft zu gönnen, aus denen die kleinen Freuden entspringen, die unser Leben erst wirklich lebenswert machen.

Und wir wollen Ihren Blick auch dafür schärfen, dass die „Feinde" des guten Lebens nicht bloß *drüben*, auf der Seite der Lebensmittel- und Agrarindustrie stehen, sondern immer mehr auch *hüben*: in den Reihen der Alarmisten und Gesundheitsfanatiker, der veganen und anderen Ernährungsfundamentalisten, die vorgeben, uns vor den Gefahren, die uns von *drüben* drohen könnten, zu schützen, uns mit dem Gestus der Vernunft aber allzu oft in unseren kulinarischen Entscheidungen bevormunden und den Weg zum guten Leben mit Gebots- und Verbotsschildern verstellen.

Warum eine pragmatische Balance zwischen Ethik, Gesundheit und Genießen die Basis für ein gutes Leben ist

Es ist später Nachmittag. Der Schriftsteller und Essayist Hans Magnus Enzensberger (85) empfängt den Literaturchef der deutschen Wochenzeitung *Die Zeit* zu einem Interview. „Sherry oder Portwein?", fragt Enzensberger. „Portwein", antwortet Ijoma Mangold und beschreibt die ersten Minuten des Gesprächs in seinem Artikel später so: „Vergnügt und mit einem Gesichtsausdruck, als pfiffe er gerade ein fröhliches Lied, schenkt er ein. Dann wird der Aschenbecher auf das Sofatischchen gestellt. Enzensberger raucht mit einer solchen Nonchalance, so frei von Gewissensbissen, dass man zugleich überzeugt ist: Ein so entspanntes Verhältnis zur Zigarette muss gesundheitsfördernd sein."[1]

Ist es natürlich nicht. Aber darum geht es hier gar nicht. Jedenfalls nicht um die Exkulpation des Rauchens. Es geht um die Haltung zum Rauchen, für die Mangold den schönen Begriff *Nonchalance* gewählt hat und die im Deutschen mit *Gelassenheit* nur unzureichend beschrieben werden kann. Und das Rauchen wie auch das nachmittägliche Portweintrinken stehen stellvertretend genauso für andere unvernünftige Genüsse, die wir uns im Leben gönnen, auch wenn wir wissen, dass sie im Widerspruch stehen zu unserem Wunsch, gesund zu bleiben.

Nonchalance ist die Fähigkeit, auch bei schwierigen Fragen und widersprüchlichen Themen nicht nur die Fassung zu bewahren, sondern auch eine unvoreingenommene, kritische, aber unaufgeregte Position einnehmen zu können. In Begleitung von Demut – verstanden als die Tugend, die aus dem Bewusstsein entspringt, dass man als Mensch stets hinter ethischen Idealen zurückbleibt,[2] selbst dann, wenn man sich den Idealen mit fundamentalistischem Furor verschreibt – ermöglicht uns die nonchalante Haltung eine Lebensführung, die eine pragmatische Balance zwischen unseren ethischen Ansprüchen, unserem Wunsch nach körperlichem Wohlbefinden und unserer Freude am Genießen herzustellen versteht.

Wie uns die kulinarische Schwarzmalerei um das gute Leben bringt

Nonchalance und Demut sind das Gegenteil von Aufgeregtheit, von Alarmismus und von jenem sich immer weiter ausbreitenden Miserabilismus, der in allem sogleich das Verhängnis vermutet. Im Tabak ebenso wie im Alkohol, im Fleischkonsum, in der Tiefkühlkost, im Rohmilchkäse, der Schokolade oder im Weizenbrot. Nonchalance und Demut sind aber nicht gleichbedeutend mit Fatalismus und Gleichgültigkeit. Im Gegenteil, wie wir am Beispiel des Zigaretten und Portwein genießenden Enzensberger sehen können: Er ist ein genauer Analytiker gesellschaftlicher Missstände, ein kritischer Geist auch gegen sich selbst, der sich gewiss selten der Verdrängung kultureller, sozialer und wirtschaftlicher Probleme schuldig gemacht hat. Aber einer, der zugleich den Verführungen des Aktionismus nie verfallen ist. Und der weiß, dass eine hysterische Form der Problemwahrnehmung genauso blind macht wie die Verdrängung von Missständen. Im schlimmsten Fall führt sie zu Fanatismus, der bestehende Probleme erfahrungsgemäß nicht löst, sondern bloß neue, zusätzliche Probleme erzeugt. Und das gilt nicht nur für politischen oder religiösen Fanatismus, sondern auch für Gesundheits-, Umwelt- und Tierrechtsfanatiker.

Heute hat man als Zeitungsleserin, als Fernsehender oder im Zuge der Beobachtung und Teilhabe an den Sozialen Medien nicht selten den Eindruck, von solchen Fanatikern umzingelt zu sein. Nur jene, die ihrer Ernährung völlig gleichgültig gegenüberstehen, sowie manchem als abgehoben erscheinende Genusseliten klinken sich aus dem Miserabilismus weitgehend aus. Gourmets und Foodies setzen ihren Fokus weniger auf Probleme als auf Lösungen, machen beim Einkauf einen Bogen um das klassische Supermarktangebot, knüpfen Netzwerke, um besseren Zugang zu Qualitätsprodukten meist kleiner Produzenten zu erlangen, und machen sich selbst im Garten und in der Küche zu schaffen: eine Leidenschaft, der freilich im Alltag nicht viele mit solcher Hingabe nachgehen wollen oder können; sie fühlen sich daher zwischen den Genussversprechen der Lebensmittelindustrie und Gastronomie auf der einen Seite und den ständigen Warnungen, Skandalmeldungen und Diätratschlägen auf der anderen Seite aufgerieben. Und mit „Diätratschlägen" sind hier nicht nur Reduktionskost-Tipps gemeint, sondern – im ursprünglichen Sinn des griechischen Begriffs *díaita* – auch Anweisungen zur „richtigen" Lebensführung.

Warum uns die Forderung nach „richtigem" Essen anfällig für genussfeindliche Ernährungsideologien macht

Tatsächlich scheinen Leben und Essen heute wieder viel näher aneinandergerückt zu sein. Fast könnte man meinen, das „richtige" Essen stehe im Zentrum aktueller gesellschaftlicher Idealforderungen und Befürchtungen. „Wohlergehen und Unbehagen, vernünftiges und ungesundes Verhalten, gutes Leben und richtige Lebensführung", meint auch der Psychoanalytiker Claus-Dieter Rath, „werden an Art und Ausmaß des Nahrungsverzehrs gemessen. Mehr und mehr wird [...] die Entscheidung, was, wann und wie gegessen wird,

Gegenstand von Deutungen: als Anzeichen von Gesundheit und Krankheit, aber auch als deren Ursache."[3] Und nicht nur das: Auch eine intakte Umwelt und unser moralisches Seelenheil sollen vor allem von unserer Ernährung abhängen. Wir machen uns – so werden wir ermahnt – als Esser ständig mitschuldig am Überfischen der Meere, am Elend der heimischen Bauern und der Landarbeiter in den Entwicklungs- und Schwellenländern, am Leiden der Schweine, Hühner und Rinder und am Hunger in der Welt. „Every single choice we make about food matters, at every level", so bringt es Alice Waters, die prominente amerikanische Gastronomin, Autorin und Pionierin des *Local Food Movement*, auf den Punkt. Und doziert: „The right choice saves the world."[4] Das ist natürlich nicht ganz falsch, aber als Imperativ für unsere täglichen Einkaufs- und Essentscheidungen folgt daraus eine individuelle Überforderung: Wir fühlen uns ständig schuldig, immer fehlerhaft und unzureichend. Und werden damit anfällig für Essideologien und kulinarische Heilsversprechungen.

15

„Betrachte es als den größten Frevel,
das nackte Leben höher zu stellen
als die Scham; und um des Lebens willen
die Gründe, für die es sich
zu leben lohnt, zu verlieren."

JUVENAL

Die neue Essunordnung

Jenseits kulinarisch anregender Food-Blogs und he-
donistischer Gourmet- und Wein-Magazine, in denen
sich die Genusselite selbst feiert, gewinnt man leicht
den Eindruck, dass wir beim Nachdenken über unsere
Ernährung heute mehr Energie auf die Diskussion
und die Abwendung von Gefahren verschwenden, die
uns beim Essen drohen oder denen wir andere mit unserem Essen aussetzen, als für die Zubereitung und
den Genuss des Essens selbst.

Das war nicht immer so. Eingebunden in eine weitgehend stabile symbolische Ordnung einer Kultur,
einer Religion oder einer sozialen Klasse, zu der immer
auch ein kulinarisches System gehörte, eine Essord-
nung, die durch einen bestimmten Mahlzeitenrhyth-
mus und den jeweils geltenden Imperativ des „Guten
Geschmacks" geregelt war (also durch das, „was von
den Wegen und Umwegen des Genießens einer
Gruppe sich als deren Genuss-Wissen abgelagert hat:
spezifische Gewohnheiten und Gebote, Konventionen
und Traditionen"[1]), haben wir unser Essen und unser
Essverhalten als etwas Selbstverständliches nicht
ständig hinterfragt. Die Essordnungen haben dem
Einzelnen Sicherheit verliehen und Orientierung gegeben.

Statt Lebensmittel zu genießen, fürchten wir uns vor ihnen

Heute ist die Vorstellung des „Umsorgtseins", die eine intakte symbolische Ordnung den in sie eingebundenen Essern noch vermitteln konnte, längst der Überzeugung gewichen, dass man sich auf nichts mehr verlassen könne und von allen Seiten Gefahren drohen: von den Umweltgiften, die schon die Muttermilch kontaminiert haben, über gentechnisch manipulierte Lebensmittel bis hin zu rotem Fleisch, Weizen, Milch, Zucker und vielem anderen mehr. Einschlägige Websites warnen vor Lebensmitteln, die unsere Esskultur seit Jahrhunderten geprägt haben. Bücher wie David Perlmutters „Dumm wie Brot. Wie Weizen schleichend Ihr Gehirn zerstört" oder Julien Venessons „Wie der Weizen uns vergiftet" erwecken den Eindruck, als wären Baguette, Butterbrot und Semmelknödel potenzielle Hilfsmittel für Suizidwillige.

Da zugleich ehemalige Autoritäten – von der Schulmedizin bis zur Ernährungswissenschaft – an Macht und Glaubwürdigkeit verlieren, machen sich die umfassend Geängstigten in einer Mischung aus Self-Empowerment und Selbstbemutterung auf den Weg zu individuellen Lösungen für ihre Ernährung. Unterstützt werden sie dabei durch Ernährungsberater, einschlägige Websites im Internet und permanenten Meinungs- und Erfahrungsaustausch in Sozialen Netzwerken.

Häufig sind diese Lösungen einerseits mit großem Geld- und Zeitaufwand verbunden, um jene Lebensmittel zu beschaffen und jene Speisen zuzubereiten, von denen die Hoffnung besteht, dass sie nicht krank machen. Und sie erfordern andererseits nicht minder große Verzichtleistungen, um erworbene Geschmacksvorlieben den neuen Ess-Idealen anzupassen.

Über die Gründe dieses Wandels lohnt es sich – auch auf einem kleinen Umweg über die Kunst- und Literaturgeschichte – ein wenig nachzudenken.

Warum wir dem Märchen vom Schlaraffenland kein Happy End gönnen

Vor einigen Jahren widmete sich eine internationale Forschergruppe für die University of Chicago einem beinahe himmlischen Projekt: Kunsthistoriker, Biologen und Ernährungswissenschaftler untersuchten sämtliche bekannten Darstellungen des „Letzten Abendmahls". Sie besahen sich hunderte von Bildern und Fresken aus aller Welt und notierten, was dort für Jesus und seine Jünger aufgetischt wurde.

In den ältesten Darstellungen, am Anfang des 1. Jahrtausends, waren die Tische noch leer bzw. zurückhaltend mit einigen Stücken Brot gedeckt. In der Renaissance standen bereits Brotkörbe voll knuspriger Laibe bereit, später kamen Früchte dazu, auch Wasserkrüge und exotische Schalen und im Barock bogen sich die Tische geradezu unter der Last von Fischen, Wild und Geflügel sowie Obst und Gemüse aus allen Gegenden der Welt.

Was sich in den Bildern spiegelt, ist weniger das im Laufe der Jahrhunderte real angewachsene Nahrungsangebot (an dem lange nur Adel, die hohe Geistlichkeit und das wohlhabende Bürgertum ausgiebig Anteil hatten), sondern die immer größer werdende Sehnsucht aller Menschen nach einem Leben ohne Mangel. Historisch betrachtet war Nahrung bis vor wenigen Jahrzehnten für den überwiegenden Teil der Bevölkerung knapp und unsicher. Die Vorstellung von einem lukullischen Utopia, in dem es im Überfluss zu essen und zu trinken gibt, beflügelte daher nicht nur die Phantasien der Künstler und Dichter, sie übte auf alle Menschen eine besondere Faszination aus.

Sie ist schon im 5. Jahrhundert v. Chr. bei den griechischen Dichtern Telekleides und Pherekrates nachzulesen. Im 15. und 16. Jahrhundert taucht die Idee als Parodie auf das Paradies bei Hans Sachs und Sebastian Brant auf. Und mit den Märchen der Brüder Grimm und mit Ludwig Bechsteins gleichnamiger Geschichte hielt das „Schlaraffenland", in dem Wein statt Wasser aus den Quellen sprudelt, Käseräder so zahlreich wie Steine am Wegesrand liegen und gebratene Spanferkel frei umherlaufen, auf dass ein jeder sich jederzeit satt esse, schließlich Einzug in unsere Kinderzimmer.

Sich satt zu essen – das war das primäre Begehren. Und wenn möglich auch mit wirklich kulinarischen Leckerbissen. Den Luxus sensibler körperlicher, seelischer, moralischer oder ökologischer Befindlichkeiten, die derzeit die Diskussionen über unser Essen prägen, konnte sich – so sie überhaupt wollte – nur eine sehr kleine soziale Elite leisten.

Würden wir heute Telekleides, Sachs oder Bechstein durch unsere Lebensmittel-Mega-Märkte geleiten, sie durch die Restaurant-Flaniermeilen in unseren Stadtzentren führen, ihnen einen Blick in unsere heimischen Kühlschränke gewähren, sie würden sich wohl in jenem Schlaraffenland wähnen, das sie in ihren Satiren über das *dolce vita* beschrieben haben. Und sie hätten recht: Noch nie in der Geschichte der Menschheit sind so viele Menschen jeden Abend satt ins Bett gegangen, noch nie konnten wir dafür auf eine so unterschiedliche Vielfalt und Menge an Lebensmitteln und Speisen zurückgreifen. Für den Großteil der Menschen in den wohlhabenden Staaten dieser Welt und für immer mehr Menschen in den sogenannten Schwellenländern ist das Schlaraffenland Wirklichkeit geworden.

Ein Leben also wie im Märchen? Ja. Und doch fällt es uns schwer, der Erfolgsgeschichte auch ein Happy End zu gönnen. Viele der heutigen „Schlaraffen" können mit dem nahezu unbegrenzten Angebot an Lebensmitteln, mit den an jeder Ecke verlockend duftenden Speisen, mit den Lockrufen der allgegenwärtigen kulinarischen

Bilder in Werbung und Medien nicht vernünftig umgehen. Inmitten einer Gesellschaft, in der die Wahlfreiheit ein zentrales Gut darstellt, wächst die Anzahl derer, die unfähig sind, die Wahlfreiheit mit Freude zu empfinden.

Da gibt es jene, die sich den Verlockungen im maßlosen Konsum hingeben und dann ihr Übergewicht beklagen und ihr „sündhaftes" Essverhalten mit strengen Diäten büßen zu müssen glauben. Und da gibt es die, die den Verlockungen durch maßlose Mäßigung zu widerstehen versuchen, in deren Augen sich das lukullische Utopia längst in eine Vision der Apokalypse verkehrt hat; und die sich mit einer moralisch eingefärbten Wollust auf die Suche nach Befunden dafür machen, dass unser Ernährungssystem die ökologische Katastrophe heraufbeschwört, unsere Gesellschaft entweder an endemischem Übergewicht oder an moralischer Indifferenz zugrunde geht, und die diesen Bedrohungen daher nur im Schutz von Verboten und Entsagungen entkommen zu können glauben.

Das entbehrt nicht einer gewissen Ironie: Wir haben erreicht, wovon unsere Vorfahren nur träumen konnten, wir bekommen das, wovon wir behaupten, es zu wollen, und müssen feststellen, dass das, was wir wollten, uns nicht die erwartete Zufriedenheit schenkt, uns unsicher und orientierungslos macht.

Die Erosion des Mahlzeitensystems
und die neue Verzichtskultur

Das hat vor allem damit zu tun, dass die Realisierung der lukullischen Utopie erst auf Basis der Industrialisierung der Nahrungsmittelproduktion möglich war, die zugleich auch mit dem Zerfall der Essordnungen einherging, mit der Erosion des traditionellen (bürgerlichen) Mahlzeitensystems im Zuge des Wandels unserer Arbeitswelt (Flexibilisierung, Digitalisierung und Mobilisierung) sowie mit der Diversifizierung der Lebensstile in der säkularisierten Moderne. Weil wir so viele Wahlmöglichkeiten haben und so viele Optionen der Selbstdarstellung via Essen, die nicht mehr in verbindliche symbolische Ordnungen eingebunden sind, eröffnen sich dem Einzelnen auch viele Wege, die in eine falsche Richtung führen: Statt einen genussvollen Umgang mit der Fülle an Nahrungsmitteln zu suchen, konzentrieren viele ihre Energie bloß noch auf die Abwehr von realen und eingebildeten Gefahren.

Der Veganismus und zahlreiche andere Diätkonzepte lassen sich daher zunächst als Reaktion auf das Überangebot im Schlaraffenland verstehen. Der radikale Verzicht auf bestimmte Nahrungsmittel – und hier vor allem der Verzicht auf Fleisch und andere tierische Produkte (also auf jene Lebensmittel, die in den diversen Erzählungen vom Schlaraffenland eine ganz besondere Stellung eingenommen haben) – soll in der zuneh-

23

mend unübersichtlichen, intransparenten und daher
als bedrohlich empfundenen Esswelt wieder Ordnung
schaffen.

Als Rauchen, Whiskytrinken und
Fleischessen noch sexy waren

Wann der Einbruch asketischer Ideale in die Gegen-
wartskultur genau begonnen hat und das Lager der
Apokalyptiker sich anschickte, die moralische Mei-
nungsführerschaft zu übernehmen, darüber ließe sich
streiten. Anzeichen dafür hat es wohl schon früher gegeben. Der Philosoph Robert Pfaller ortet den Beginn
in seinem Buch „Wofür es sich zu leben lohnt" in etwa
Mitte der 1990er Jahre. Und er beschreibt ihn als „Be-
leuchtungswechsel": „So wie im Theater, wenn noch
dieselben, bereits vertrauten Dinge auf der Bühne stehen, aber in einem ganz anderen Licht plötzlich fremd
und bedrohlich wirken, war es mit einem Mal auch in
der Kultur: Objekte und Praktiken wie Alkoholtrinken,
Rauchen, Fleischessen, schwarzer Humor, Sexualität,
die bis dahin glamourös, elegant und großartig lustvoll
erschienen, werden seither plötzlich als eklig, gefährlich oder politisch fragwürdig wahrgenommen."[2] Nicht
unähnlich den Erfahrungen, die man mitunter in der
Liebe machen kann, dass man den oder die Geliebte
plötzlich hasst, dass persönliche Eigenschaften oder

Neigungen, die mit dazu beigetragen haben, dass man sich einst verliebt hat, nun als abstoßend und unerträglich wahrgenommen werden.

Dass Rauchen schädlich ist, haben wir nämlich auch schon gewusst, als Lauren Bacall ihrem Filmpartner Humphrey Bogart ihr ikonisches „Anyone got a match?" entgegenhauchte und damit die Zigarette zum erotischen Symbol gemacht hat. Dass das Rauchen, das seit jeher auch als lustvolles Erlebnis wahrgenommen wurde, plötzlich gehasst und mit immer ausgedehnteren Verboten bekämpft wird, ist also nicht das Ergebnis eines überraschenden Erkenntnisgewinns. Im Gegenteil: Es war, wie Richard Klein in seinem Buch „Schöner blauer Dunst" scharfsinnig bemerkt, gerade das Wissen um die Schädlichkeit, das Zigaretten für uns attraktiv und „erhaben" machte.[3] Auch die unangenehmen und gefährlichen Folgen des Alkoholkonsums dürften seit der Antike bekannt sein und das Wissen, dass zum Fleischverzehr Tiere vorab getötet werden müssen, verdanken wir gewiss nicht erst dem kriminalistischen Talent diverser veganer Gesellschaften und Tierrechtsaktivisten.

Dass zeitgleich auch der Sex (der erst vor ein paar Jahrzehnten aus den Händen reaktionärer Sittenwächter befreit wurde) wieder normiert, diszipliniert und reguliert werden soll, unterfüttert die Beobachtung, dass es im Zuge des neuen Purismus vor allem den Genüssen an den Kragen geht, die für gutes Leben stehen. Die „No

Sex Until Marriage"-Bewegung in den USA und die zunehmende Verregelung der erotischen Begegnungen, die auch schon deutliche Schatten auf das Liebesleben der Europäer werfen, machen deutlich, dass das treibende Motiv dahinter nicht nur vernünftigen Überlegungen zu gesunden Lebensweisen entspringt, sondern nachgerade lustvoll geschürten Ängsten: hier die Angst vor männlicher Gewalt, dort die Angst, krank oder – insbesondere mit Blick auf Fast und Convenience Food – vergiftet zu werden.

Statt zu fragen, wofür es sich zu leben lohnt, fragen wir uns heute vor allem, wie wir möglichst lange und möglichst unbelästigt von Begehren (über)leben können – gemäß fraglos verabsolutierter Prinzipien wie Gesundheit, Sicherheit und Kosteneffizienz. Die Berechnungen der Gesundheitskosten, die „uns" durch Rauchen, Trinken und „falsche" Ernährung entstehen, dienen dabei der vorgeblich rationalen Begründung von Verboten und Warnungen. De facto sollen sie bloß verdecken, dass Menschen dabei nur mehr als Kostenfaktor eine Rolle spielen. Diejenigen, die sich diesen Prinzipien nicht völlig unterwerfen, sehen sich daher heute rasch dem Vorwurf ausgesetzt, verantwortungslose Hedonisten zu sein, die auf Kosten der Allgemeinheit dem *dolce vita* frönen.

Exkurs: Gesund oder gut leben?
Ein kurzer Besuch bei Freunden der
materialistischen Philosophie

Für Vertreter einer materialistischen Denktradition, die bis in die Antike zurückreicht, ist die Frage, wofür es sich zu leben lohnt, kein hedonistisches Statement, sondern ein Gradmesser der Vernunft, ein Rationalitätskriterium. Das Wichtige dieser Frage besteht dabei allerdings nicht darin, so Robert Pfaller, ein zeitgenössischer Exponent der materialistischen Philosophie, „dass wir versuchen, Antworten zu finden, um entscheiden zu können [...] ob es besser ist, sich gesund zu ernähren oder lieber doch öfter auf die Pauke zu hauen. [...] Der entscheidende Wert dieser Frage, wofür es sich zu leben lohnt, ist ein ganz anderer. Er liegt im Akt, diese Frage zu stellen, und damit alles, was wir Vernunft nennen, an dieser Frage zu messen. Denn nur wenn wir das tun, bekommen alle Formen von Teilvernunft, auf die wir gegenwärtig so sehr Rücksicht nehmen [sei es die Gesundheit, der Umwelt- oder Tierschutz; *Anm. der Autoren*], ihren eigentlichen Sinn. Und nur wenn wir sie an dieser Frage messen, hindern wir diese Formen von Teilvernunft daran, sich in völlige Irrationalität zu verwandeln."[1]

Wenn wir alles für unsere Gesundheit oder für den Schutz unserer Umwelt und Tiere tun, dann kehren sich Gesundheit, Ökologie und Tierethik gegen die

Menschen. „Dann ist es plötzlich nicht mehr so, dass die Gesundheit für die Menschen da ist und dass die Gesellschaft die Individuen darin unterstützt, gesund zu bleiben, und sie dagegen absichert, durch Krankheit auch noch in Armut zu verfallen. Vielmehr, wenn wir die Gesundheit absolut setzen und sie nicht messen an der Frage, wofür es sich zu leben lohnt, dann sind plötzlich die Menschen für ihre Gesundheit da, und nicht die Gesundheit für die Menschen."[2]

Wer die Gesundheit – wie schon Friedrich Nietzsche anmerkte – zur „grossen Göttin" erklärt, zum einzig angebeteten Wert, entsagt dem Leben und unterwirft sich einem Götzen, dem alles geopfert wird, wofür die Erhaltung der Gesundheit einzig Sinn macht. Er oder sie klammert sich damit ans bloße Leben, statt sich auf den – naturgemäß auch riskanten – Weg zum guten Leben zu machen.

Zu fragen, wofür es sich zu leben lohnt, ist somit nach Pfaller eine Methode, um die Vernunft zu sich selbst zu bringen, eine Übung, „die in eine bestimmte Ethik einschult – nämlich in eine Lebenshaltung, die versucht, auf vernünftige Weise vernünftig zu sein"[3]. Erst ihre Verdoppelung kann die Vernunft davor bewahren, sich in ihr Gegenteil zu verkehren. Das gilt auch für eine Reihe anderer Tugenden und ethischer Prinzipien: „Der Philosoph Epikur hat dies zum Beispiel von der – von Aristoteles so hoch geschätzten – Tugend der Mäßigung erkannt: die Mäßigung ist sehr in

Ordnung, so Epikur – aber nur dann, wenn man sie maßvoll betreibt, denn sonst gerät man in einen obszönen Exzess der totalen Versagung; in eine maßlose Mäßigung, die klarerweise das absolute Gegenteil jeglicher Mäßigung darstellt. Man muss sich also maßvoll mäßigen, um überhaupt Mäßigung zu betreiben."[4]

Die „grosse Göttin" Gesundheit

Mit der Absage an jede Verabsolutierung bietet uns Epikur schon eine erste wichtige Orientierung im Dschungel aktueller Ernährungsideologien. Kehren wir nun noch – entriert durch den deutschen Philosophen Byung-Chul Han[5] – kurz bei Georg Friedrich Wilhelm Hegel ein, der in seiner Dialektik von Herr und Knecht in der Furcht vor dem Tod den Grund dafür sieht, warum wir uns unterwerfen – sei es dem Herrn, den Hegel im Auge hat, oder Ideologien, hinter denen wir heute gar keine Herren mehr erkennen. Der Knecht zieht nach Hegel die Knechtschaft dem drohenden Tod vor, er klammert sich an das bloße Leben, während sich der Herr in seinem Begehren nach Freiheit und Souveränität über die Sorge um das bloße Leben erhebt. Nicht die physische Überlegenheit macht den Herrn zum Herrn, sondern die „Fähigkeit des Todes" (Hegel). „Wer die Freiheit zum Tod nicht hat", so resümiert Byung-Chul Han, „wagt sein Leben nicht." Heute, so Han weiter, verschärft sich „die Verteidigung des bloßen Lebens [...] zur Verabsolutierung und Fetischisierung der Gesundheit. Der moderne Knecht zieht sie der Souveränität und Freiheit vor"[6]. Er ist daher nicht nur nicht zur erotischen Erfahrung fähig, sondern fürchtet auch den kulinarischen Genuss, der ohne die Freiheit zum Exzess und zur Überschreitung genauso wenig zu haben ist. Mit der Fetischisierung der Gesundheit unterwirft sich der moderne Knecht, das heutige Leistungssubjekt, das ja (was Hegel noch nicht sehen konnte) als Unternehmer seiner selbst Herr und Knecht zugleich ist, nicht einem fremden Herrn, sondern sich selbst oder einer fixen Idee, die er für seine eigene hält.

Unsere heutige Gesellschaft mit ihren „enthemmten Ich- und Leistungsimpulsen" ist nach Han eine soziale Ordnung, die einzig von der Sorge um das Überleben beherrscht ist. Die Sorge um das bloße Leben aber „nimmt dem Leben jede Lebendigkeit, die ein sehr komplexes Phänomen darstellt"[7]. Das nur Positive, das uns auch in Gestalt von Nietzsches „grosser Göttin", der Gesundheit, gegenübertritt, ist leblos. Ohne Negativität gibt es keine Lebendigkeit oder, wie Hegel sagt: „Etwas ist also lebendig, nur insofern es den Widerspruch in sich enthält, und zwar diese Kraft ist, den Widerspruch in sich zu fassen und auszuhalten."[8] Darin, so Han, liege der Unterschied zwischen der Lebendigkeit, die das Leben auszeichnet, und der

Vitalität oder Fitness des bloßen Überlebens: „Der Überlebende gleicht dem Untoten, der zu tot ist, um zu leben, und zu lebendig, um zu sterben."[9]

Weil wir in diesem Prozess zum Überleben immer mehr Leistung erbringen müssen, grenzen wir das gute Leben aus, halten uns fit und gesund, verzichten auf die „Exzesse" des Genusses, die heute schon oft beim zweiten Glas Wein oder einem saftigen Steak vermutet werden, weil sie unsere Leber schädigen oder den Cholesterinspiegel erhöhen könnten. Dass sie mitunter auch unsere Lebenslust befeuern, wird schon als Ausschweifung gebrandmarkt; dass sie unseren Leistungswillen usurpieren könnten, als Verbrechen an der fürs bloße Leben rackernden Gemeinschaft.

Um das auszuhalten, laden wir das bloße Leben moralisch auf, fühlen uns gut, wenn wir auf Fleisch, Alkohol und Zigaretten verzichten, und besser, wenn wir Fleisch-, Tabak- und Weingenuss auch anderen verbieten.

„Der Mensch korrumpiert das Politische
ins Religiöse, wenn er bestrebt ist,
die Welt zu verändern."

NICOLÁS GÓMEZ DÁVILA

Über Fleischeslust und Moral

Darf man „Tiere essen"? Spätestens seit 2010 Jonathan Safran Foers Sachbuch-Bestseller[1] erschienen ist und auch in Deutschland und Österreich eine allgemeine, weit über den Kreis bekennender Vegetarier, Veganerinnen und Tierrechtsaktivisten hinausgehende Debatte entfacht hat, ist die Frage in der Mitte der Gesellschaft angekommen. In seinem Buch, das schnell zur Bibel in vegetarischen und veganen Kreisen wurde, prangert der amerikanische Schriftsteller an, was Fleischesser so gerne ausblenden: grausame Massentierhaltung, gesundheitliche und ökologische Folgen des Fleischkonsums, Ausbeutung der Weltmeere durch den Fischfang. Auch wenn eine überwiegende Mehrheit nach wie vor Fleisch und Wurst, Käse und Milch konsumiert, können wir als Omnivoren unsere Hände nicht mehr in Unschuld waschen. Wir stehen bei unseren Essgewohnheiten tatsächlich vor dem moralischen Problem, inwiefern wir das Lebensrecht anderer Lebewesen respektieren sollen. „Ist es möglich", so fragt auch Iris Radisch in einem vielbeachteten Essay der *Zeit* im Hinblick auf die Selbstverständlichkeit, mit der wir seit je Fleisch essen, „dass, was seit Jahrtausenden als normal gilt, dennoch ein ungeheures Unrecht ist?"[2]

Auf den ersten Blick scheinen Veganer wirklich alle Argumente auf ihrer Seite zu haben: das Wohl der Tiere, den Umweltschutz und die Achtsamkeit gegenüber der eigenen Gesundheit. Wer nicht nur Pflanzen, sondern auch Fleisch und andere tierische Produkte isst – vom Käse bis zum Honig –, dem scheint nur mehr ein einziges Argument geblieben: Sie schmecken. Und sie schmecken – hochwertige Produkte vorausgesetzt – sogar verdammt gut.

Darf man Tiere essen, Katzen kuscheln und auf Pferden reiten?

Lassen sich die Gesundheits- und Umweltschutzargumente noch einfach relativieren (und auf primär quantitative Fragen reduzieren), so begeben wir uns bei der Frage, ob es moralisch zu rechtfertigen ist, Tiere zum Zweck der Ernährung zu halten und zu töten – egal von welcher Seite wir uns dem Problem nähern – auf ein schwieriges Feld, das Philosophen und Ethiker seit der Antike beschäftigt, auch wenn die Frage erst im Zuge des weitreichenden Protests gegen die industrielle Massentierhaltung eine relevante gesellschaftliche Dynamik erreicht hat.

Auch unter Tierethikern sind wesentliche Fragen ungeklärt, vor allem aber diese: Wie radikal muss Tierethik sein? Darf man, ja muss man graduelle Unterschiede zwischen Mensch und Tier, zwischen Tier und Tier machen? Der Australier Peter Singer, einer der prominentesten Vertreter der Utilitaristen unter den Tierethikern, der mit seinem Buch „Animal Liberation" Mitte der 1970er Jahre die moderne Tierrechtsbewegung ausgelöst hat und die zeitgenössische Debatte darüber,[3] welche moralischen Gesetze für den menschlichen Umgang mit Tieren zu gelten haben, vertritt die Ansicht, dass man Tiere töten darf, vorausgesetzt es sei schmerzfrei und zum Nutzen des Menschen. Auch wenn Singer dies nicht explizit ausspricht, so ließe sich daraus folgern, dass auch die Ernährung mit Fleisch, weil sie zum Nutzen des Menschen ist, moralisch zu rechtfertigen sei. Andere Philosophen wie etwa Leonard Nelson[4], auf den sich viele überzeugte Veganer berufen, vertreten radikalere Standpunkte. Sie halten die Tötung von Tieren grundsätzlich für unmoralisch, auch wenn sie im Gegensatz zum Menschen keinen Bezug zu sich selbst und zu ihrer Zukunft haben. Philosophisch weitgehend unbestritten dagegen ist heute die Ansicht, dass wir eine moralische Pflicht haben, Tiere „artgerecht" zu halten, auch wenn das vielen nicht weit genug geht und die Frage, was „artgerecht" denn nun genau sei, damit noch nicht beantwortet ist. Für den Moralphilosophen Markus Huppenbauer reichen biologische Eigenschaften wie die Fähigkeit, Schmerz und Angst zu empfinden, jedenfalls nicht für eine Begründung eines Lebensrechts aus. Ein solches ließe sich nur vor dem Hintergrund spezifischer Interaktionen und Kommunikationen begründen: „Nur wer Teil einer Interaktions- und Kommunikationsgemeinschaft ist, kann Rechte haben und damit eine Person sein." Und weiter: „Wir respektieren Menschen nicht als Personen, weil sie gewisse komplexe biologische Eigenschaften haben. Relevant ist, dass sie Bedürfnisse, Pläne und Ängste haben, Schutz brauchen oder sich verlieben können. Darüber können wir miteinander kommunizieren. Mit Tieren – mit Ausnahme vielleicht einiger Menschenaffen – können wir nicht auf diese Weise kommunizieren."[5]

Die von Tierrechtlern stets aufgeworfene Frage nach der „Gleichwertigkeit allen Lebens" lässt sich aber nicht nur schwer beantworten. Sie ist, wie der Philosoph Konrad Paul Liessmann sagt, schon schwierig zu stellen: „Denn dem Leben ist wesentlich, dass es anderes Leben aufzehrt. Lebewesen leben von anderen Lebewesen."[6] Das gilt auch für die Ko-Evolution von Mensch und Tier, durch die sich schon früh symbiotische Verhältnisse herausgebildet haben. Der Grad der zumutbaren Aufzehrung ist dabei schwer mit moralischem Maßstab zu messen. Ob das Reiten auf einem Pferd diesem zumutbar ist oder nicht (für radikale Veganer ist es das nicht) oder auch die Anschaffung eines Hundes als Spielgefährten für unsere Kinder, darüber ließe sich trefflich streiten. Nicht zu bestreiten ist, dass „die systematische Nutzbarmachung von Tieren und Pflanzen – auch wenn wir dies heute skeptisch sehen wollen – der Beginn unserer Zivilisation"[7] war.

Hätten wir die Urbarmachung des Landes und die Viehzucht nicht vollzogen, wären wir wohl noch immer

Jäger und Sammler, was heutzutage niemand mehr sein möchte – es sei denn in der Rolle eines Gourmet-Foragers à la René Redzepi, der im Jagen und Sammeln aber keine Retro-Idylle beschwört, sondern ein kulinarisches Avantgarde-Projekt verfolgt. Und weil einem – nicht nur als Frutarier[8] – die Trennung zwischen Pflanzen und Tieren genauso fragwürdig erscheinen mag wie die Trennung zwischen Mensch und Tier, läuft die generelle Ablehnung der Nutzbarmachung von anderen Lebewesen letztlich auf eine Negation der Zivilisation hinaus, auf die Ablehnung kultureller und technischer Errungenschaften, deren Anwendung vielfach erst die Basis dafür gelegt hat, dass wir die Idee eines guten Lebens entwickeln konnten.

Ein gutes Leben besteht nicht nur in der Einhaltung moralischer Prinzipien

Die vielleicht wichtigste Basis für die Idee vom guten Leben war die Nutzbarmachung des Feuers, die „Erfindung" des Kochens, also jener Kulturtechnik, die uns den Genuss von Muskelfleisch erst ermöglicht hat. Ernährungsanthropologen gehen davon aus, dass auch unsere frühen Vorfahren Omnivoren (also Allesesser) waren, allerdings mit klarer Betonung auf pflanzliche Nahrung, was auch aus den anatomischen und physiologischen Gegebenheiten des Menschen (vom menschlichen Gebiss bis zum Darm, die sich von fleischfressenden Tieren deutlich unterscheiden) abgeleitet werden kann. So verweist etwa der Ernährungswissenschaftler Claus Leitzmann darauf, dass der Fleischanteil der frühmenschlichen Nahrung bis zur praktischen Nutzung des Feuers überwiegend aus Insekten, Echsen und anderen Kleinlebewesen bestand, weil der Genuss von Muskelfleisch fast immer einer Behandlung durch Hitze bedarf – ob kochen, grillen, braten oder dünsten. Es ist also die Kulturtechnik des Kochens, die Fleischessen zu einem Aspekt des guten Lebens werden ließ. Und auch wenn ein moralischer Blick auf unser Leben wichtig ist, so führt ein überzogener Moralismus, wie er von vielen Veganern und anderen „strenggläubigen" Richtig-Essern (sogenannten Orthodiätikern) vertreten wird, auch aus evolutionsgeschichtlicher Perspektive zu einer „unmoralischen" Engführung des Lebens. Ein gelungenes Leben besteht eben nicht nur in der Einhaltung moralischer Prinzipien. Es lässt sich auch, wie Markus Huppenbauer sagt, nicht alles, was das Leben lebenswert macht, nicht alles, was für ein gutes Leben ausschlaggebend sein kann, moralisch begründen. Im Gegenteil: Für vieles, was uns wichtig ist, gibt es keine moralischen Gründe. Huppenbauer nennt als anschauliches Beispiel die Liebe: „Es besteht keine moralische Pflicht, andere zu lieben, ich muss sie nur respektieren. Trotzdem ist die Liebe basal für unser Leben."[9]

Michael Pollan hat in seinem Buch „The Omnivore's Dilemma"[10] darauf aufmerksam gemacht, dass der Mensch, gerade weil er potenziell alles essen kann, wohl oder übel auch darüber nachdenken und entscheiden muss, was er isst und was nicht. Erst die Grenzenlosigkeit unserer kulinarischen Möglichkeiten hätte unsere Zivilisierung befeuert, eben weil sie einen Bedarf nach Regeln weckte, nach Ritualen und ethischen Grundsätzen, nach vernünftigem, verantwortlichem und respektvollem Handeln. Anders als die Natur, die keine wechselseitige Rücksichtnahme kennt: Einer Katze ist der Respekt vor dem Leben egal, wenn sie einer Maus oder einem Vogel begegnet. Sie davon abzuhalten, die Maus oder den Vogel zu töten, ist ein humanpaternalistischer Akt, in dem die von Veganern kritisierte Herrschaft des Menschen über die Natur bloß anders zum Ausdruck kommt – durch Verhinderung des „naturgewollten" Tötens.

Der Ekel vor Fleisch als Symptom der Verdrängung unserer Triebregungen

Im Unterschied zu Tieren diskutieren wir Menschen seit Anbeginn unserer Zivilisation darüber, was und wie wir essen; dies manifestiert sich jeweils in wandelnden Regeln, in magischen, religiösen oder kulturellen Speisetabus. Auch wenn konsequente Vegetarier und Veganerinnen heute noch eine kleine Minderheit sind, ist es ihnen in den letzten Jahren doch gelungen, die Diskussion über das Fleischessen deutlich zu prägen. Und es ist ihnen gelungen, damit nicht nur von der Frage nach dem guten Leben abzulenken, sondern auch den Genuss von Fleisch zu diffamieren. So sehr, dass der Ekel vor dem toten Tierkörper, den sie im besonderen Maße pflegen und dem sie auch durch neue Wortschöpfungen Ausdruck verleihen (ein Kalbskotelett etwa ist in der Sprache der Veganer ein „Leichenteil eines ermordeten Babys"), zunehmend auch diejenigen befällt, die weiterhin Fleisch essen. Immer mehr Menschen verengen ihre Fleischeslust auf „unsichtbares Fleisch", das kaum noch an seinen tierischen Ursprung erinnert. Auch wenn bei Gourmets Innereien wieder an Attraktivität gewinnen, dem durchschnittlichen Konsumenten begegnen Kalbsfuß, Hirn, Euter, Magen, Herz, Lunge und andere Stücke, die seit je zur Küche der Omnivoren gehörten, heute fast nur noch zur diskreten Masse verarbeitet in Würsten und Pasteten. In den Kühlregalen der Supermärkte dagegen dominieren Schweine-, Rinder- und Putenfilets, in abstrakte Formen geschnitten und von Schutzgas bedeckt in Plastik verpackt oder tiefgefrorene Fischstäbchen und Chicken Nuggets, angesichts derer Kinder von selbst kaum noch auf die Idee kommen, dass es sich dabei um tierische Produkte handelt.

Man kann den zunehmenden Ekel vor Blut, Tod und Fleisch als Ausdruck einer immer weiter wachsenden

Zivilisiertheit feiern, wie es Veganer gerne tun (auch wenn viele andere soziale Entwicklungen – unsere Ignoranz gegenüber dem Leben tausender Bootsflüchtlinge im Mittelmeer, unser alltägliches Verhalten gegen Asylsuchende, unser immer zynischer werdender Umgang mit Arbeitslosen oder psychisch Kranken etc. – eine ganz andere Sprache sprechen). Eher aber dürfte der Ekel vor Fleisch ein Zeichen für eine immer tiefergreifende Entfremdung sein, die seit der Industrialisierung der Nahrungsmittel- und hier im Speziellen der Fleischproduktion zu beobachten ist.

Dass man mit Tieren respektvoll zusammenlebt und sie trotzdem nutzt, dass man Tiere achten und sie dennoch schlachten und verzehren kann, diese Jahrtausende alte kulturelle Selbstverständlichkeit ist vielen geradezu unheimlich geworden. Psychoanalytisch betrachtet kann man darin auch ein tendenziell neurotisches Symptom der Verdrängung archaischer Triebregungen sehen. Wir ekeln uns ja heute nicht nur vor blutigem Fleisch, sondern auch vor Schweißgeruch, Achsel- und Schambehaarung, adipösen Menschen, Tabakrauch und was unseren zartbesaiteten Seelen sonst noch alles unerträglich erscheint.

Das Bio-Versprechen: Auch Tiere sollen ein gutes Leben haben

Vieles deutet darauf hin, dass die Wahrnehmung von Tieren als seelenlose Nutzwesen erst ein Phänomen der Industrialisierung ist, in deren Zug das Tier nicht nur als Arbeitskraft und Begleiter entwertet und durch Maschinen ersetzt, sondern als Nahrungsmittel selbst industrialisiert und im großen Stil als Produkt verarbeitet wurde. Man kann mit Konrad Paul Liessmann darin den „eigentlichen Sündenfall im Umgang mit dem Tier" sehen, nämlich dass es nur noch als Rohstoff betrachtet wird.[11]

Einer der engagiertesten Aktivisten gegen die industrielle Massentierhaltung, der Ökopionier Georg Schweisfurth, wird nicht müde, diese Selbstverständlichkeit des respektvollen Umgangs auch mit Nutztieren wieder ins gesellschaftliche Bewusstsein zu bringen. Und er würde vermutlich sogar den Befürwortern der Gleichbehandlung von Mensch und Tier[12] zustimmen, sofern auch sie davon zu überzeugen wären, dass das *gute* Leben dem *bloßen* (Über-)Leben vorzuziehen sei. Diese Haltung ist es, die Schweisfurth auch gegenüber Tieren einnimmt: „Gut gelebt", so schreibt er in seinem jüngsten Buch, hat zum Beispiel ein Huhn, „das nicht 5 Wochen wie in der absurden Turbomast gelebt hat, sondern doppelt bis dreimal so lange"[13]. In der Freilandhaltung, idealerweise auch in Symbiose mit

Schweinen, wo sie auf dem Mist scharren und picken können und jene Spurenelemente (etwa Phosphor und Nitrat) finden, die sie für ihre Gesundheit und ihre Verdauung brauchen, können sie so ein „artgerechtes Leben" führen. Mit dem für uns sinnvollen Nebeneffekt, dass die Hühner dann auch ausreichend Zeit haben, „qualitativ hochwertiges Muskelfleisch und geschmackvolles intramuskuläres Fett aufzubauen"[14].

Dass das gute Hühnerleben dann mit dem Schlachten endet, bleibt natürlich trotzdem ein moralisches Ärgernis. Ob es allerdings moralisch wünschenswerter wäre, Hühner einem Leben in „absoluter Freiheit" auszusetzen – und das hieße auch, sie Hunger und Durst, Krankheiten und Parasiten sowie natürlichen Feinden wie Füchsen, Hunden und Katzen preiszugeben –, kann freilich genauso gut bezweifelt werden. Ganz abgesehen davon, ob „artgerecht" nur ein Leben in absoluter Freiheit wäre, denn das müsste auch bei Tieren ein Interesse an Freiheit (also einen bewussten Begriff von Freiheit) voraussetzen, den Willen, ihre Zukunft eigenständig und planerisch zu gestalten.[15] Weil sie dies nicht können, folgt für Georg Schweisfurth, dass wir Tieren auch nichts vorenthalten, wenn wir sie fair behandelt als Haus- und Hoftiere halten.

Das, woran auch Hühner zweifelsohne ein Interesse haben, am relativ ungestörten Vollzug des täglichen Lebens, ist ihnen jedenfalls bei einer vernünftigen Freilandhaltung eher möglich als in der freien „Natur", die großteils ja keine Natur mehr ist, sondern eine von Menschen gestaltete „Umwelt", die für Hühner deutlich mehr Gefahren birgt als ein geschützter Bio-Bauernhof. In der „freien Natur" nämlich wären sie nicht „absolut frei", sondern im unmittelbaren und übertragenen Wortsinn *vogelfrei*.

Von frei laufenden Wölfen vor der Gartentür, veganem Hundefutter und anderen Absurditäten

Vielen Veganern ist die (Wahl-)Freiheit der Tiere freilich nur so lange ein zentrales Anliegen, solange es ihnen in den ideologischen Kram passt. Beim Hunde- und Katzenfutter behalten sie sich dann gerne vor, über die Tiere zu bestimmen: Nur weil *sie* den Gedanken nicht ertragen können, dass für die Nahrung ihrer Lieblinge andere Tiere sterben müssen, zwingen sie auch ihnen skrupellos veganes Futter auf. Da hat das sonst ständig strapazierte Naturargument – das zum Beispiel auch für das vegane Reit-Verbot herhalten muss[16] – plötzlich keine Gültigkeit mehr.

Dieses vegane Paradoxon macht deutlich, dass es bei Fragen unseres Umgangs mit Tieren nicht auf fundamentalistische Positionen ankommt, sondern auf Augenmaß. Und mit diesem Maß gemessen ist die Verurteilung jeder Nutzung anderer Lebewesen, die

selbst in Imkern Verbrecher sieht, genauso abzulehnen
wie die herrschende Praxis der industriellen Massen-
tierproduktion.

Anders gesagt: Ein Tierrechtsfunda-
mentalismus, der schon in der Honigproduktion eine
Verletzung der Würde der Bienen sieht (nicht aber in der
Lohnarbeit, zu der ein Großteil der Menschen ver-
pflichtet ist) und der nicht mehr zwischen der Tötung
eines Huhns und der Tötung eines Menschen unterscheiden kann, ist nicht weniger absurd als die Verteidigung fabriksmäßiger Fleischproduktion, die unnötiges
Tierleid schulterzuckend in Kauf nimmt.

Nicht dass Tierschutz falsch wäre oder dass man mit
Tieren nicht mitfühlen dürfen soll, ist dabei das Problem, sondern dass die Tierliebe bei Tierrechtsaktivisten oft mit einem Fehlen von Mitgefühl für Menschen
einhergeht. Man muss in diesem Zusammenhang nicht
auf die psychopathologische Form der Tier- und Kin-
derliebe der Nationalsozialisten (auf die in Deutschland
übrigens die ersten Tierschutzgesetze zurückgehen)
hinweisen, um zu verstehen, dass die übersteigerte Zu-
neigung zu Tieren oder Kleinstkindern keine echte
Liebe ist, sondern bloß eine narzisstische Identifikation
mit der „Unschuld".

Konsequent zu Ende gedacht stößt die rigorose Tier-
rechtsverteidigung aber nicht nur auf theoretische, sondern auch auf jede Menge praktische Probleme: Wenn
es zum Lebensrecht der Tiere gehört, dass sie nicht verfolgt und getötet werden dürfen, dann vergrößert sich

ihr Lebensraum drastisch. Das geht sich – angesichts der weltweit benötigten Agrarflächen für die menschliche Ernährung – nicht nur ökologisch nicht aus, sondern würde außerdem unser alltägliches Leben deutlich verkomplizieren. Weil erstens auch der Gemüse- und Getreideanbau tierische Opfer fordert, und zwar keineswegs nur per Pestizideinsatz; auch Bio-Dünger basieren auf Tierbestandteilen und durch Ackerbauflächen werden zwangsläufig auch ganze Ökosysteme verdrängt und vernichtet. Und weil zweitens, wie Liessmann plausibel bemerkt, wohl kaum jemand, der Tieren generelle Tierrechte gewähren möchte, „freilaufende Wölfe vor der Gartentür akzeptieren und sein Leben für jenes des Wolfes opfern [würde], damit dessen Lebensrecht gewahrt bleibt"[17].

Die Vorstellung, Tieren wieder uneingeschränkt Lebensraum zurückzugeben, ist also höchst naiv und romantisch. Nüchtern betrachtet ist fast jedes Tier (inklusive des Menschen) Jäger und Beute zugleich. „Wir können", sagt Liessmann, „diese Gesetze nicht aufheben. Wir dürfen die Natur nicht ohne Natur denken. Aber wir können die Natur und mit dieser uns selbst humanisieren."[18] Das ist aber kein exklusiv veganes Projekt mehr. Und gewiss kein Projekt, das allein im rigorosen Verzicht und der Verfolgung von Fleischessern erfolgreich zu betreiben ist. Denn letztlich verschenkt – drauf hat der Historiker Urs Hafner hingewiesen – der Veganismus sein Reflexionspotenzial hinsichtlich dessen,

„wie der Mensch die Natur kultivieren könnte, die draussen und seine eigene, innere"[19], gerade damit, dass er das Nachdenken über menschliche Kultur auf Moral reduziert.

„Was sind all die Orgien des Bacchus
gegen die Räusche
dessen, der sich zügellos
der Enthaltsamkeit ergibt!"

KARL KRAUS

Macht vegan fit, gesund und schön – oder nur intolerant?

Mit Ernährungsideologien ist es nicht viel anders als mit politischen oder religiösen. Wenn die Idee, nach der man seine Ernährung ausrichtet, verabsolutiert wird, ist der Schritt zu Fanatismus und Extremismus nicht mehr weit. So ist es nicht verwunderlich, dass manchen veganen Gewissenskriegern Tierrechte heiliger sind als Menschenrechte. Besonders hart wird dann auch mit „Abweichlern" umgegangen, mit jenen, die sich der Idee zwar verbunden fühlen, sie sogar propagieren, in den Augen der Extremisten aber nicht konsequent genug leben. Wie etwa Attila Hildmann, der mit seinen Kochbüchern viel dazu beigetragen hat, dass der fleischlose Lifestyle in den letzten Jahren so populär wurde.[1] Da kann sich der Bestsellerautor noch so charmant und sexy mit nacktem Oberkörper präsentieren, um zu zeigen, wie fit, gesund und schön vegane Ernährung angeblich macht: Die militanten Geister, die er damit auch rief, wird er selbst nun nicht mehr los.

„Es gibt Veganer", klagte Hildmann vor knapp zwei Jahren gegenüber der FAZ-Redakteurin Lisa Nienhaus, „die alle Bilder von dir durchsuchen nach einem, auf dem du Lederschuhe trägst – und dann zum Boykott aufrufen, schließlich ist das Tierhaut." Noch schlimmer sei es ihm nach seinem Auftritt in einer Sendung von Stefan Raab ergangen. Weil Raab gelernter Metzger ist, wurde Hildmann mit Hass-Mails bombardiert: „Wie kannst du mit dem Mörder kochen?"[2]

Gewiss sind ethisch-moralische nicht die einzigen Gründe, sich vegan zu ernähren. Für eine „tierfreie Lebensweise" entscheiden sich viele auch aus ökologischen, ökonomischen, gesundheitlichen und spirituellen Motiven. Nach einer noch nicht publizierten Studie der Universität Hamburg ist es insbesondere auch der „Zeitgeist", den junge Menschen zum Anlass nehmen, sich vegan zu ernähren.[3] Das heißt, der Freundeskreis ist ausschlaggebend dafür, mit dem Veganismus einen – mehr oder weniger narzisstischen – Lebensstil zu wählen. Aber an den Rändern der Bewegung toben zunehmend ideologische Hardliner.[4]

Veganismus als Ersatzreligion: Wer die Tugend der veganen Ernährung nur als Lifestyle lebt, versündigt sich an den Idealen der Bewegung

Wenn sich Veganer nur wegen der eigenen Gesundheit und Fitness für diese Form der Ernährung entscheiden, werden sie selbst schnell zum Feind einer Bewegung, die ihre ideologischen Wurzeln in der Tierrechtsbewegung hat. In einschlägigen Blogs heißt es dann, die vegane Idee werde dafür „missbraucht", dass manche

Menschen einfach nur schöne Haut haben wollen. Auch die Journalistin und Tierrechtlerin Hilal Sezgin kritiert in ihrem Buch „Hilal Sezgins Tierleben", dass viele Menschen durch vegane Ernährung in erster Linie Jugend und Schönheit erreichen wollen und es ihnen nicht genügt, damit Tiere zu schützen: In der veganen Bewegung sei „Platz für Dicke und Dünne, Glatte und Faltige, Bewegliche und Couchpotatoes [...] Nur halt nicht für Lookism und Ageism"[5].

Und das heißt nichts anderes als: Wer die Tugend der veganen Ernährung nur als Lifestyle lebt, macht sich der Häresie schuldig. Die Gerechten nämlich leben nur aus dem Glauben, und eine Tugend, die für den Glauben nichts nützt – das hat schon der berühmte Kirchenlehrer der Spätantike Augustinus gegen die heidnischen Tugenden ins Treffen geführt – ist keine wahre Tugend. Für den orthodoxen Veganismus sind Gesundheit, Schönheit und Fitness auch keine wahren Tugenden. Für den rechten Glauben der neuen Ersatzreligion sind allein die Tierrechte wesentlich.

Das ist sogar für „kulinarische Atheisten" nachvollziehbar. Nicht nur weil die Schönheits- und Gesundheitsvorteile mangels wissenschaftlicher Langzeitstudien nicht zu beweisen sind und sich gegenüber potenziellen Kontrollgruppen wie Vegetariern oder Menschen, die wenig Fleisch- und Wurstwaren essen, keine signifikanten Unterschiede werden feststellen lassen. Die derzeitige Datenlage spricht sogar eher

dagegen: Eine nicht bewusst gestaltete vegane Ernährung führt häufiger zu Mangelerscheinungen (insbesondere zur Unterversorgung mit Vitamin-B12), die zu
schweren Erkrankungen oder – vor allem bei Babys und
Kleinkindern – zu Entwicklungsstörungen führen können. Selbst auf der Website des deutschen Zentralor-
gans des orthodoxen Veganismus wird davor gewarnt:
„Vitamin B12 (Cobalamin) ist insofern problematisch,
als es außer in Lopino praktisch nicht in Pflanzen vor-
handen ist (in geringen Mengen in milchsauer vergore-
nem Gemüse wie z. B. Sauerkraut). Es wird ausschließlich von Mikroorganismen (Bakterien, Pilzen, Algen)
produziert. Spirulina oder fermentierte Produkte wie
Tempeh oder Miso, die früher als B12-Quelle angesehen
wurden, sind ungeeignet, da hier das B12 nur in nicht für
Menschen verwertbarer Form vorliegt. [...] Bei Säuglin-
gen können allerdings irreversible Schäden entstehen,
so daß darauf zu achten ist, eine ausreichende Versorgung sicherzustellen.“[6] Freilich, wie eine ausreichende
Vitamin-B12-Versorgung für Säuglinge sicherzustellen
ist, ohne sie täglich mit einem Sauerkraut-Smoothie zu
beglücken, verrät die Website nicht.

Möglich und ohne gesundheitliche Nachteile mach-
bar ist eine rein vegane Ernährung aus naturwis-
senschaftlicher Sicht dennoch, bloß – und das ist die
Krux – ohne eine radikal ausgelegte Tierschutzidee ist
sie letztlich sinnlos. Denn nur um sich – nach geltenden
ernährungsphysiologischen Standards – gesund zu er-

nähren und fit zu halten, muss man nicht Veganer werden. Das geht auch mit einer klassisch vegetarischen und einer ausgewogenen Ernährung, bei der Fleisch und Wurstwaren nur in (geringen) Maßen genossen werden.

Das Heilsversprechen der Veganer: ein Placeboeffekt

Aber was ist mit den positiven Effekten – hauptsächlich im Zusammenhang mit Hautkrankheiten und Allergien –, von denen viele Veganer nach ihrer Ernährungsumstellung in ihren Blogs oder auf Ernährungs- und Gesundheitsforen im Internet berichten? Ärzte und Ärztinnen wie etwa Margitta Worm vom Allergie-Zentrum der Charité in Berlin sehen da kaum wirkliche Zusammenhänge: „Wir wissen aber aus Studien, dass Ernährungsumstellungen einen hohen Placeboeffekt haben und Beschwerden jeder Art sich danach bessern, auch wenn kein kausaler Zusammenhang herzustellen ist."[7] Es ist die aktive Lebensentscheidung, sich *anders* zu ernähren, die vielen hilft, nicht *wie* oder *womit* man sich ernährt. Auch die erwähnte Hamburger Studie sieht keine kausalen Zusammenhänge: Vielen Menschen hilft der Veganismus bei einem Neubeginn, etwa nach einer Trennung. Sie wählen den veganen Lebensstil als Stütze für die Psyche. Und dagegen ist kaum was

53

einzuwenden. Dem einen hilft die Ernährungsumstellung, der anderen das abendliche Gebet und wieder anderen therapeutische Unterstützung. Umgekehrt dürften vermutlich auch Depressionen, Ess- und Angststörungen, die, wie der klinische Psychologe Johannes Michalak herausgefunden hat, bei Veganern häufiger vorkommen, nicht eine Folge der veganen Ernährung sein, sondern eher ihr Auslöser.[8] Dass sich dafür gerade der Veganismus besonders gut eignet, ist freilich nicht überraschend. Die ihm inhärenten Prinzipien Verzicht und Selbstkontrolle erleichtern es, über die Trennung von einem Partner besser hinwegzukommen oder einen bestimmten Lebensabschnitt abzuschließen. Darüber hinaus passen sie aber auch gut zu einer Gesellschaft, in der der Selbstkontrolle ein immer höherer Wert zugesprochen wird. Der Boom des Veganismus beruht daher nicht nur auf einer plötzlichen Entscheidung vieler *Ichs*, so zu essen und so zu leben, sondern er entspringt auch einer ihn begleitenden quasi-religiösen Massenerziehung, zu der, wie der Soziologe Gerhard Schulze sagt, „strafende Blicke auf die Fettpolster anderer, Bußpredigten gegen Big Mac oder Currywurst" ebenso gehören wie „Bioläden als Stätten der Einkehr und Absolution"[9].

Vegan ist nicht bio. Von „ekelhaftem" Fleisch und geschmacksverstärkten Ersatzprodukten

Der Verzicht auf Fleisch muss, um ihn länger durchzuhalten, entweder umgedeutet werden (das ist die Strategie von Attila Hildmann, der einem seiner Kochbuch-Hits konsequenterweise den Titel „Vegan for Fun" verpasst hat), oder die verbotenen Genüsse müssen abgewertet und mit dem Attribut des Ekelhaften versehen werden. Das vegane Fleisch-Tabu wirkt – insbesondere für jene, die primär aus ethischen Gründen den Verzehr von Fleisch ablehnen – ähnlich wie traditionell-religiöse Speise-Tabus: Es prägt den Geschmack und bewirkt Ekelgefühle gegen tabuisierte Lebensmittel.

Es überrascht daher nicht, dass viele Veganer den Geruch von gebratenem oder gegrilltem Fleisch mindestens so störend empfinden wie Nichtraucher den Blauen Dunst. Auch nicht, dass zur Abwertung mitunter große Geschütze aufgefahren werden. Man müsse das, meint etwa die junge Schriftstellerin und „Naturfreundin" Lisa Maria Koßmann auf ihrem Blog, „auch so laut und deutlich sagen: Alle Nicht-Veganer-innen sind Verbrecher-innen."[10] Und das heißt: Vegetarier sind letztlich auch nicht weniger böse als Omnivoren.

Weil vielen Neo-Veganern das Loslassen von Steak, Schnitzel und Bratwurst, von „Kuhdrüsensekreten" (veganisch für Milch und Milchprodukte) und „Hühnermenstruationsprodukten" (veganisch für Eier) doch ein wenig schwerfällt, wächst der Markt für vegane Fleischersatzprodukte. Und hier zeigt sich, dass veganes Essen nicht automatisch „gesund" und bio ist. Die Verbraucherzentrale Hamburg sowie der österreichische Verein für Konsumenteninformation (VKI) haben Fleischersatzprodukte wie Tofu-Würstchen, Fleisch- und Fischersatzgerichte auf deren gesundheitliche Aspekte und Inhaltsstoffe untersucht und festgestellt, dass viele dieser Produkte einen zu hohen Anteil an Fett und Salz sowie Aromen, Geschmacksverstärker und Zusatzstoffe enthalten.

Und wie ist es mit Wein? Zwar lehnen viele Veganer Alkohol aus gesundheitlichen Gründen ab, doch spielt Wein als Genussmittel für andere weiter eine wichtige Rolle. Um den vergorenen Rebensaft ohne schlechtes Gewissen genießen zu können, muss er natürlich auch den strengen veganen Gesetzen entsprechen. Bei Nicht-Eingeweihten löst das Outing von Menschen, nur mehr veganen Wein zu trinken, amüsiertes Kopfschütteln aus. Veganer Wein? Ist das der, bei dem die Beeren vor dem Pressen auf allfälligen Wurmbefall untersucht werden? So absurd es dem Alltagswissen erscheinen mag, bei einem Getränk, dessen Ausgangsprodukt ausschließlich Weintrauben sind, zwischen vegetarisch und vegan zu unterscheiden, so logisch ist es für den überzeugten Veganer. Tatsächlich kommen im Zuge der Vinifizierung vielfach Produkte zum Einsatz, die von Tieren stammen. Etwa beim sogenannten „Schönen" des Weins, bei dem Stoffe im Most oder frisch vergorenen Wein herausgefischt werden, die den Wein trüben oder instabil machen könnten. Dafür werden traditionellerweise Hühnereiweiß, Gelatine (aus Knochen), Kasein (aus Milch) oder Fischblasen eingesetzt, die dann gemeinsam mit den Trübstoffen zwar wieder entfernt werden, aber nichts an der veganen „Verunreinigung" ändern.

„Was für die 68er-Generation die
Sexualität war, ist heute die Ernährung:
der Erlösungswunsch nach
Unsterblichkeit."

CHRISTOPH KLOSTER

Die Orthodiät oder wie wir verlernen, unser Essen zu genießen

Immer mehr Menschen essen immer mehr Lebensmittel *nicht*. Manche, weil sie etwas noch nie mochten. Andere, weil sie bestimmte Lebensmittel nicht vertragen. Viele aber auch, weil sie überzeugt sind, ohne Milch, Fleisch oder Nudeln gesünder zu bleiben, fitter zu sein, sich besser zu fühlen und – vor allem – länger zu leben. Das Weglassen und Ausgrenzen bestimmter Nahrungsmittel aus dem persönlichen Speiseplan wird zur Signatur unserer Esskultur und die Esskultur zur Bühne, auf der die zeitgenössischen Dramen der Individualisierung und Selbstdarstellung gegeben werden.

Schon der römische Dichter Lukrez war – anders als später der französische Gastrosoph Brillat-Savarin – der Überzeugung, dass wir uns mehr über unsere Abneigungen definieren als über unsere Vorlieben. Damit, was wir essen, und vor allem, was wir *nicht* essen, drücken wir auch aus, wer wir sind, wer wir *nicht* sind oder wer wir sein wollen. Und am liebsten erzählen wir über unsere Nahrung heute eine „Gesundheitsgeschichte". Selbst die anregendsten Erzählungen, die von lukullischen Genüssen und unvergesslichen Gaumenfreuden handeln, bleiben für viele ohne einen „gesunden Plot" unvollständig. Wir erwarten, dass dieses Joghurt unsere Darmflora unterstützt, jene Beeren besonders viele

Vitamine enthalten und dass uns Brot mit einem hohen Ballaststoffanteil eine lang anhaltende Sättigung und Lebensmittel ohne Gluten eine beschwerdefreie Verdauung bescheren. Getoppt wird der Gesundheitsbestseller nur noch von Geschichten, die gesunde *und* ethisch korrekte Ernährung zu einer unverwechselbaren Story verbinden.

Alarmstufe Rot. Wie uns Ernährungsstudien die Freude am Essen verderben

Schon immer haben wir unsere Ernährung auch im Bezug zur Gesundheit gesehen. Im griechischen Wort δίαιτα (díaita) bilden Ernährungs- und Lebensweise noch eine begriffliche Einheit, und die Furcht, durch den Verzehr verdorbener Lebensmittel oder giftiger Pflanzen und Pilze zu erkranken oder gar zu sterben, ist keine Erfindung der Moderne. Aber noch nie waren wir so besessen von den gesundheitsförderlichen oder gesundheitsschädigenden Wirkungen des Essens wie heute. Unsere Ernährung ist zum Schlachtfeld widersprüchlicher Überzeugungen und Gewissheiten geworden, durch die wir unsere wachsende Verunsicherung kaschieren. Und bereitwillig opfern wir dort die sinnlichen Seiten des Kochens und Essens. Dabei ist es nicht mehr unser Gaumen, sind es nicht mehr unsere Geschmacksnerven, die – als Teil unserer evolutionären Grundausstattung – auf Alarmmodus eingestellt sind,[1] sondern unser Kopf. Nicht mehr eine natürliche sensorische Kompetenz und eine durch Erfahrung geprägte Geschmackssensibilität lassen uns darüber entscheiden, welche Lebensmittel wir essen wollen und welche nicht, sondern Informationen aus dritter Hand, die wir – vom Götzen Gesundheit angetrieben und von den permanenten Wellness-Versprechen eingelullt – aufsaugen, woher auch immer sie an uns herangetragen werden.

Fast wöchentlich erscheint ein neuer Artikel, ein neues Buch oder eine neue Studie, der oder die uns erklärt, dass uns Kohlenhydrate und Zucker träge und depressiv machen, dass rotes Fleisch karzinogen ist, Hühnerfleisch mit Antibiotika und Gemüse sowie Obst aus konventionellem Anbau mit Pestiziden verseucht sind, dass „Menschen, die sehr viel Kuhmilch trinken, früher sterben"[2] und der regelmäßige Konsum von Tofu die Fruchtbarkeit von Männern negativ beeinflusst[3]. Wahrscheinlich gibt es kaum ein Lebensmittel, dem nicht schon in irgendeiner Studie mortalitätsfördernde oder degenerative Wirkung zugeschrieben wurde, und das auch dann, wenn es ganz vorbildlich aus biologisch wirtschaftenden Betrieben stammt. Umgekehrt gibt es vermutlich auch kein Lebensmittel, bei dem man nicht schon irgendwelche gesundheitsfördernde Effekte nachgewiesen hätte.[4]

Abgesehen von Sex und Religion gibt es wohl kaum ein anderes Gebiet, auf dem so viele Mythen, Glaubenssätze und Heilsversprechen existieren wie bei der Ernährung. Das kommt auch daher, dass selbst die Naturwissenschaft trotz aller Fortschritte bis heute die Zusammenhänge zwischen Ernährung und Gesundheit nicht hinreichend erklären kann. Und dass über Digestion stets neue, sich mitunter auch widersprechende Studienergebnisse im Umlauf sind, die die komplexen Prozesse unseres Stoffwechsels nur annähernd abbilden können. Selbst dafür, dass diese Prozesse nicht allein physiologischer Natur sind, sondern dass bei der Nährstoffaufnahme auch psychologische Komponenten eine wesentliche Rolle spielen, gibt es viele Evidenzen. Dies führt dazu, dass sich die verunsicherten Esser aus den widersprüchlichen Informationen jeweils das herauspicken, was ihnen gerade in den Kram passt und die eigene Ernährungsweltsicht bestärkt. Wein-Connaisseure wissen so bestens über die antioxidativen Wirkungen von Phytoalexin bescheid und fachsimpeln mit dem Hausarzt über den Resveratrol-Gehalt eines Château L'Eglise Clinet. Der bekennende Veganer rümpft verärgert die Nase, weil ihm sein Chef zum Firmenjubiläum eine Flasche biodynamischen Wein schenkt, als ob sich nicht schon überall herumgesprochen hätte, dass auch Bio-Bauern nicht davor zurückschrecken, ihre Weine mit tierischen Produkten wie Hühnereiweiß, Gelatine oder Kasein „schöner" zu machen. Und die Vegetarierin isst von einem Tag auf den anderen ihre geliebten Spaghetti al Pomodoro nur mehr ohne Parmesan, seit sie gelesen hat, dass der Käse „böses" Glutamat enthält – und versteht die Welt nicht mehr, wenn ihr die Freundin erklärt, dass sie dann konsequenterweise auch die Tomaten weglassen müsse. Denn reife und getrocknete Tomaten enthalten wie Käse, Pilze oder der in der japanischen Küche beliebte Seetang Kombu einen relativ hohen Anteil an Glutamat. In Verruf gekommen ist Glutamat, eine der häufigsten natürlich vorkommenden nicht-essenziellen Aminosäuren, die im normalen Stoffwechsel aller Lebewesen entsteht, weil es in der Lebensmittelindustrie zur Geschmacksabrundung verwendet wird. Von Konsumenten wird Glutamat daher im Allgemeinen als künstlicher Zusatzstoff wahrgenommen.

Störfaktor Genuss. Wenn man die Gesundheit ins Zentrum stellt, gerät der Genuss ins Abseits

Der mit Verve ausgetragene Glaubenskampf um die „richtige Ernährung", bei dem wir uns – bewaffnet mit immer neuen Studienergebnissen oder ärztlichen Attesten – auf dem Schlachtfeld Küche gegenüberstehen, macht deutlich, dass es längst nicht mehr nur um die richtigen Blutwerte, die Menge der Kalorien oder die Autonomie der Tiere geht, sondern um nichts weniger als unser kollektives Seelenheil. Ein Seelenheil, das wir offenbar nur mehr in einem rundherum abgesicherten, risikoarmen und behüteten Leben sehen, in dem auf alle unsere individuellen Befindlichkeiten (und nun auch auf die unserer Nutztiere) Rücksicht genommen wird bzw. werden muss. Ein Seelenheil, das wir scheinbar nur mehr aufrechterhalten können, wenn jede Negativität ausgeschlossen wird. Und das gilt längst nicht mehr nur beim Essen und im Kontext der Gesundheit. Auch bei der Diskussion etwa um Bettelverbote geht es im Kern darum, Negativität auszuschließen.

Dem überzeugten Veganer reicht es demnach nicht, dass er selbst keine tierischen Produkte mehr konsumiert; er fühlt sich schon belästigt, wenn am Nebentisch im Restaurant jemand anderer seine Kalbsnieren genießt oder der Sitznachbar in der U-Bahn seine Leberkässemmel. Und der Nichtraucher mag sich nicht daran erfreuen, dass er in den nun seit vielen Jahren rauchfreien Speiseräumen sein Menü ohne Blauen Dunst verzehren kann, da er es immer noch als lebensgefährliche Zumutung empfindet, wenn er auf dem Weg zur Toilette fünf Meter durch eine Raucherzone gehen muss.

Um unsere Gesundheit nicht weniger besorgt als um unser Seelenheil haben wir ein hyperfeines Sensorium dafür entwickelt, woher uns überall und ständig Gefahren drohen könnten. Insbesondere Lebensmittel sind dabei zu zentralen Symbolen der umfassenden Bedrohung geworden. Für den französischen Soziologen Jean-Claude Kaufmann ist dies auch eine Folge der „doppelten Revolutionierung unseres Essverhaltens"[5]: Zunächst habe die

Befreiung der Individuen von normativen Vorschriften, von einer durch Politik oder Religion bestimmten gesellschaftlichen Ordnung dazu geführt, dass wir beim Essen, bei der Auswahl und der Zubereitung der Lebensmittel unseren ganz persönlichen Urteilen und Entscheidungen folgen können. Eine Befreiung, die aber zugleich auch zu einer anhaltenden Problematisierung, zur Notwendigkeit der ständigen individuellen Reflexion über „richtiges Essen" nötigt. Denn, so Kaufmann, ehe sich das „seelische Gleichgewicht eines jeden Einzelnen in der zweiten Hälfte des 20. Jahrhunderts als eines der Hauptthemen der Gesellschaft erweisen konnte, war das individuelle Gleichgewicht der körperlichen Gesundheit bereits von der Subversivität des Genusses ernsthaft bedroht worden"[6]. Da nun weder Biologie noch Religion noch allgemeine, normativ wirkende gesellschaftliche Essrituale unser Verhalten regeln, lief die Befreiung der Lust in Verbindung mit einem immer größeren Angebot an neuen Produkten Gefahr, in eine normative Leere zu münden. Um diese Leere zu füllen, wurden nun medizinische und ernährungswissenschaftliche Theorien des „richtigen Essens" mobilisiert – die Orthodiät.

Wie der gesunde und attraktive Körper zum Referenzpunkt einer neuen Moral wird

Die von Ernährungsberatern, Präventivmedizinern und Gesundheitspolitikern verkündete „Lehre vom richtigen Essen" gab und gibt uns das Ziel eines gesunden und langen Lebens vor und macht das „richtige Essen" und damit den fitten, gesunden und attraktiven Körper zu Referenzpunkten einer Moral, die passgenau den Anforderungen unserer neoliberalen Leistungsgesellschaft entspricht: „Wer die Orthodiät nicht teilt", so der Umwelt- und Wirtschaftsethiker Markus Huppenbauer, „gilt vielen als moralisch defizienter Mensch: Wer dick ist oder zu viel trinkt, ist selbst schuld und muss sein Leben ändern."[7] Schützenhilfe aus einer unerwarteten Richtung bekommen die Orthodiätiker dabei vom Tierrechtsveganismus, der – statt das Wohl der Menschen – das Wohl der Tiere zur Richtschnur einer „richtigen" Ernährung erhebt und damit der neuen Askese ein weiteres Puzzlesteinchen hinzufügt. Wie im Fall der religiösen Orthodoxie geht es freilich auch bei der Orthodiät vor allem um Rechtgläubigkeit. Und so handeln wir „die Frage nach dem richtigen Leben [...] nicht mehr an Gott ab, sondern an der richtigen Diät"[8].

Der Körper und seine Gesundheit werden damit zu religiösen Projektionsflächen, „gesundes Essen" wird zur Ersatzreligion. Wenn man die Gesundheit ins Zentrum stellt, gerät der Genuss aber schnell ins Abseits. Er spielt bei Fragen der Orthodiät keine Rolle, sondern ist eher ein Störfaktor. Genuss wird negativ konnotiert oder umcodiert. Die orthodiätische Askese wird somit zur – von zwanghaften Zügen gekennzeichneten – Antithese des guten Lebens: Isst ein Betroffener etwas, das er für nicht gesund hält, bekommt er regelrecht Schuldgefühle und hat Angst, die Kontrolle zu verlieren und sich Schaden zuzufügen.

Dabei sind es heute gerade die Fixierung auf gesunde Ernährung und die Rigidität bezüglich selbst aufgestellter Ernährungsregeln, die krank machen, das heißt, zu einem orthorektischen Ernährungsverhalten führen können, das physiologische Mangelerscheinungen und soziale Isolation zur Folge haben kann. Ob es sich bei Orthorexie (*Orthorexia nervosa*) tatsächlich um eine Krankheit im klinischen Sinn, um eine Bewältigungsstrategie für ihr zugrundeliegende Essstörungen oder lediglich um einen ideologisch aufgeladenen Lebensstil handelt, wird in Zukunft daran gemessen werden müssen, zu wie viel persönlichem Leidensdruck dieses Verhalten führt.[9]

Die neuen Hungerkünstler. Über Verweigerung des Essens als Ablehnung der Sozietät

Schon Jean Anthelme Brillat-Savarin, der mit seiner „Physiologie des Geschmacks" ein Standardwerk über die „höheren Tafelvergnügen" vorgelegt hat, wusste, dass es für ein gesundheitsförderliches Essverhalten noch anderer Ingredienzien bedarf als der manischen Konzentration auf den eigenen Körper und der physiologischen Aspekte der Nahrungsaufnahme: „Liebe[r] Menschen und genügend Zeit". Die Kochkunst, so Brillat-Savarin, ist eine Wissenschaft, „die uns erhält von der Wiege bis zum Grabe, die die Wonnen der Liebe erhöht und das Vertrauen der Freundschaft, die den Haß entwaffnet, die Geschäfte erleichtert und uns auf dieser kurzen Bahn des Lebens den einzigen Genuß entbietet, der, statt zu ermüden, uns noch zu allen anderen erfrischt"[10].

Die soziale Dimension der Ernährung, also das Essen, wird von der Orthodiät aber konsequent ausgeblendet. Es fällt heute angesichts der zunehmenden – tatsächlichen oder auch nur eingebildeten – Lebensmittelallergien und -unverträglichkeiten kaum mehr auf, dass diese Konzentration auf den eigenen Körper und die damit einhergehende Verweigerung des Essens oder bestimmter Speisen im Wesentlichen eine Verweigerung von Sozietät ist und das narzisstische Distinktionsverhalten häufig nur dazu führt, dass man nicht, wie es früher üblich war, einfach zum Essen einlädt. Denn zu den vegetarisch oder vegan lebenden Menschen kommen nun die Laktose- und Gluten-Intoleranten hinzu – oder diejenigen, die bloß glauben, dass sie – sobald es irgendwie im Bauch zwickt – tatsächlich an Intoleranzen leiden.

So wie Kafkas „Hungerkünstler" den anderen immer wieder zeigen will, dass er hungern kann, wie kein anderer es könnte, dass er dabei nur seinen eigenen Gesetzen untersteht, so versuchen auch Anorektiker ihre Autonomie zu demonstrieren und Veganer sich vom Mainstream abzugrenzen. In beiden Fällen könnte man die Essverweigerung auch als Ausdruck des Unbehagens an der herrschenden symbolischen Ordnung verstehen, das nicht notwendigerweise mit dem Essen selbst zu tun hat, auch wenn Anorektiker vermutlich ein anderes „Unbehagen" treibt als Veganer. So hat unter anderen der Psychoanalytiker Claus-Dieter Rath darauf aufmerksam gemacht, dass die verbreiteten ernährungsphysiologischen Auffassungen, Anorexie oder Bulimie seien vor allem Protest gegen oder Anpassung an das jeweils gängige Schönheitsideal, meist nur die Symptome im Blick haben und dass man diesen Essstörungen mit Normalisierungserwartungen kaum erfolgreich begegnen kann.

Veganer und andere Ess-Exotinnen, die bestimmte Lebensmittel aus ideologischen Gründen meiden oder weil sie Angst vor ungesunden Wirkungen haben, versuchen die negativen Auswirkungen auf die Lebensqualität, die ihre daraus erwachsende soziale Isolation mit sich bringt, häufig mit dem Gefühl der Überlegenheit zu kompensieren, mit Missionierungseifer, um andere von der eigenen Ernährung zu überzeugen. Erhört werden sie – wenn schon nicht von allen aus dem Bekannten- und Freundeskreis – zumindest von der Lebensmittelindustrie, die Veganer und Lebensmittelsensible längst als lukrative Zielgruppe entdeckt hat und nicht nur gezielt immer mehr „Free From"-Produkte anbietet, sondern vor allem Produkte als laktose-, gluten- oder fruktosefrei bewirbt, die auch in „konventionellen" Produkten weder das eine noch das andere enthalten: vom „glutenfreien" Mineralwasser bis zur „laktosefreien" Butter.[11]

Von der Orthodiät zur Paleodiät. Esoterische Romantik reduziert die Komplexität unseres Ernährungssystems

Zur Verwirrung tragen nicht nur die oben genannten unsinnigen Etikettierungen bei. Befördert wurde ein zunehmendes orthorektisches Ernährungsverhalten in den letzten Jahren zu einem guten Teil auch von den zahlreichen präventiven Gesundheitskampagnen, in die die Vorstellungen von einem perfekten und kontrollierten Leben als Voraussetzung für Gesundheit und ein langes Leben eingeflossen sind. Viele dieser Vorsorgekampagnen nämlich haben nicht – wie beabsichtigt – zu einer gesünderen Ernährung geführt, sondern bloß zum Anwachsen der Schuldgefühle. Die überbordende Gesundheitsdebatte, die ständigen Ermahnungen, sich gesund zu ernähren, und das mediale Dauerbombardement mit Horrormeldungen über „ungesunde" Lebensmittel haben dazu geführt, dass viele Menschen mit ihrer eigenen Ernährungsweise immer unzufriedener sind.[12] Wohl kaum weil ihre Ernährungslage tatsächlich schlechter geworden ist, sondern weil sie sich die Latte immer höher legen, weil Gesundheit zu einer sozialen Norm geworden ist, der zu entsprechen sich immer mehr Menschen über das persönliche Wohlfühl-Bedürfnis hinaus gezwungen sehen.

Dass die Vielzahl der Gesundheits- und Weltverbesserungsratschläge, Lebensmittelinformationen und Konsumentenschutzempfehlungen dabei eher verwirrt und sich eine weitgehende Verunsicherung breitgemacht hat, ist kaum überraschend. Und dass sich Ernährungsideologien in überkomplexen Situationen als individuelle Entscheidungshilfe „bewähren", nicht weniger. Sie reduzieren Komplexität, vereinfachen Entscheidungen und entlasten das Gewissen: Veganer essen kein Fleisch und keine sonstigen tierischen Produkte. Demnach sind sie auch nicht schuld am Leid, das Tieren zugefügt wird, die zum Zweck der „Nutzung" durch den Menschen (schlecht) gehalten und schlussendlich getötet werden. Foodies, die sich nur von selbst gekochten bzw. zubereiteten Speisen ernähren, sind nicht schuld an den Fehlentwicklungen in der industriellen Nahrungsmittelverarbeitung, und die Anhänger der Paleodiät, der sogenannten „Steinzeitdiät", die sich an der vermuteten Ernährung vor der neolithischen Revolution orientieren, versprechen gleich umfassenden Schutz vor allen der Zivilisation angekreideten Krankheiten.

In gewisser Weise sind die Paleoisten die konsequentesten unter den anti-zivilisatorischen Richtigessern. Sie glauben allen Ernstes, dass es seit der Erfindung des Ackerbaus mit der Menschheit bergab geht, und sehen die Wurzel allen Übels in der Feldfrucht (in jeder erdenklichen Kohlenhydratform), sei es als Reiskorn, Kartoffelknolle oder Getreideähre. Rotes Fleisch dagegen, anderswo der Teufel auf dem Teller, ist hochwillkommen, sowie alles Weitere, was gejagt und gesammelt werden kann: Fische, Nüsse, Pilze und Wildkräuter. Sie behaupten, dass unser Stoffwechsel nicht darauf ausgerichtet ist, Toastbrote zu verdauen, sondern Auerochsen, empfehlen Süßkartoffel-Thunfisch-Salat sowie gebratene Garnelen mit frischen Spargelspitzen. Dass es vor 100.000 Jahren weder Spargel noch Süßkartoffeln noch irgendein anderes Gemüse gab, das wir heute auf Märkten und in Supermarktregalen finden, spielt für Paleodiät-Experten ebenso wenig eine Rolle wie die Tatsache, dass die Wildpflanzen, aus denen unsere heutigen Kulturpflanzen jahrtausendelang gezüchtet wurden, oft ohne nennenswerten Nährwert, dafür aber häufig giftig waren. Entscheidend ist – und das gilt auch für weniger skurrile Ernährungsideologien –, dass auch diese Diät das Bedürfnis nach Reduktion der unübersichtlichen Vielfalt an Nahrungsmitteln befriedigt, Orientierung verspricht und eine Änderung des Essverhaltens und des Lebensstils anregt – in welche Richtung auch immer die Veränderung führen mag.

„Es gibt Leute, die nur aus dem Grund in
jeder Suppe ein Haar finden,
weil sie davor sitzen
und so lange den Kopf schütteln,
bis eines hineinfällt."

FRIEDRICH HEBBEL

Warum es keine „guten" und „bösen" Lebensmittel gibt

Nicht nur Religionen und Sekten versprechen ihren Anhängern Erlösung von den Widrigkeiten des Lebens. Das können politische Parteien ebenfalls sehr gut. Auch Diätberater und Ernährungsideologinnen jeglicher Couleur sind Profis des Heilsversprechens. Nicht erst seit Kurzem. Schon der berühmte Arzt der griechischen Antike Hippokrates von Kos prägte die geflügelten Worte: „Eure Nahrung soll Euer Heilmittel sein. Eure Heilmittel sollen Eure Nahrung sein." Eine Empfehlung, die noch heute jedes diätische System untermauern soll; selbst solche, die die Entstehung von Krankheiten nicht mehr auf ein Ungleichgewicht von Körpersäften zurückführen.

Auch im deutschen Wort Nahrung ist der vermutete Zusammenhang von Gesundheit und Ernährung noch aufgehoben. Es stammt vom althochdeutschen *nara* und vom mittelhochdeutschen *nar* ab, und bedeutet „Heil, Rettung, Unterhalt". Nähren heißt ursprünglich „genesen machen", also „retten, am Leben erhalten". „Wer sich ernährt", so der Psychoanalytiker Claus-Dieter Rath, „füttert sich mit Signifikanten des Heils, die kulturellen Ordnungen oder individuellen Phantasmen entspringen."[1]

Seit der Antike sind unsere Ernährungsordnungen davon geprägt. Auch Ayurveda, die indische Schule der

Medizin, sowie die Traditionelle Chinesische Medizin (TCM) versuchen aufzuzeigen, wie man Krankheiten mithilfe richtiger Ernährung verhindern und heilen kann. Und mittelalterliche Heilige wie Hildegard von Bingen, die Speisen in trockene und feuchte, Lebensmittel in schleimende und nicht-schleimende und solche, die „Unruhe in den Säften" bringen würden, einzuteilen pflegte, gelten manchen noch im Internet-Zeitalter als profunde Auskunftspersonen in Sachen gesunder Ernährung.

Nähere Einsichten in die „Säfte" unseres Körpers und in die physiologischen Wirkungen unserer Nahrung brachten aber erst die sich im Zuge der Aufklärung entfaltenden modernen Naturwissenschaften. Mit der starken Zunahme an Wissen seit dem 18. Jahrhundert konnte schrittweise ein Grundverständnis über den Aufbau der empirisch zugänglichen Welt erarbeitet werden. Und obwohl sich Unterschiede in der Methodik der Fachrichtungen entwickelten, beeinflussten und ergänzten sie sich gegenseitig. Die in der Biologie untersuchten Stoffwechselprozesse konnten beispielsweise durch die organische Chemie erklärt und näher erforscht werden. Des Weiteren lieferten moderne Theorien der Physik Erklärungen zum Aufbau der Atome und trugen so in der Chemie zu einem besseren Verständnis der Eigenschaften von Elementen und chemischen Bindungen bei. Darüber hinaus entwickelten sich Fachbereiche wie Medizin, Agrar- und Ingenieurwissenschaften, die Anwendungsmöglichkeiten für das theoretische Wissen erarbeiteten.

Mit der naturwissenschaftlichen Perspektive änderte sich die Wahrnehmung von Nahrungsmitteln dahingehend, dass sich Heilsideen und Unheilserwartungen mehr und mehr auf die *Inhaltsstoffe* der Nahrung konzentrier(t)en.

Die darauf basierende Ernährungsberatung fokussiert in der Folge zunehmend auf einzelne Puzzleteile – etwa auf ausgewählte Vitamine, Mineralstoffe oder Stoffwechselerkrankungen wie erhöhtes Cholesterin und deren „Auslöser", aber auch auf Fremd- und Schadstoffe, mit denen Lebensmittel aus der Umwelt oder im Zuge des Produktionsprozesses kontaminiert sein können: Pestizide, Quecksilber, Antibiotika und vieles mehr. Nicht mehr die Nahrung als Ganzes wie einst bei Hippokrates, also die jeweilige Ernährungsweise in ihrer gesamten – wenn auch nicht durchschauten – Komplexität gilt damit als „Heilmittel", sondern einzelne Lebensmittel mit ihren besonderen Inhaltsstoffen und Eigenschaften. Dies markiert einen grundsätzlichen Paradigmenwechsel bei der Wahrnehmung unserer Ernährung.

Bevor sich – beginnend in den 1950er Jahren in England – die Ernährungswissenschaft als eigenständige Lehr- und Studienrichtung herausbildete, arbeiteten hauptsächlich Chemiker daran, die Zusammensetzung unserer Nahrung genauer zu untersuchen. Als Energie

liefernde Hauptbestandteile der menschlichen Ernährung wurden von ihnen Protein bzw. Eiweiße, Fette und
Kohlenhydrate festgemacht, die noch heute unter dem
Begriff Makronährstoffe zusammengefasst werden. Bis
zur vollständigen Entdeckung der Mikronährstoffe (Mineralstoffe, Vitamine, Spurenelemente) wurde die Qualität der Nahrung folglich vor allem an der Kalorienzahl
gemessen. Nicht nur unter Ernährungswissenschaft-
lern, auch in der Bevölkerung herrschte dadurch lange
ein ausgeprägter „Proteinglaube" vor: Im Fleisch wurde
die stärkendste Speise gesehen – es stellte, wie der Historiker Jakob Tanner bemerkte, geradezu das „Super-
nahrungsmittel der industriellen Zivilisation dar, das vor
allem jene essen durften, die gesellschaftlich anerkannte
Arbeit leisteten"[2]. Und das waren zu jener Zeit in erster
Linie die Männer in ihrer Eigenschaft als „Familiener-
nährer". Auf dieser Überzeugung basierten schließlich
auch die ersten Versuche zur industriellen Herstellung
von konzentriertem Fleischextrakt, das vom deutschen
Chemiker Justus von Liebig ab den 1840er Jahren entwickelt wurde und das bis heute eines der erfolgreichsten Produkte der Nahrungsmittelindustrie ist.

Später hat der vor allem auch von den Nationalsozialisten propagierte Vitaminglaube den Proteinglauben weitgehend abgelöst. In „Vitamin-Aktionen" wurden Kinder,
Mütter, Schwerstarbeiter und Soldaten mit Vitaminen
versorgt, insbesondere mit Vitamin C, von dem die Wehr-
macht noch 1944 an die 200 Tonnen herstellen ließ.

Von der Nahrung als Heilmittel zum Lebensmittel als Medikament

Wurde die abergläubische Erwartung an die gesundheitsfördernde Wirkung bestimmter Lebensmittel oder Speisen in der vorwissenschaftlichen Ära noch mit einer gleichsam ironischen Distanz wahrgenommen, die sich in lakonischen Sprüchen wie „Wenn's nichts nützt, dann schadet es auch nicht!" ausdrückte, so wurden im Zuge der naturwissenschaftlichen Erforschung unseres Essens die Heilserwartungen immer konkreter, bis schließlich in den 1990er Jahren Produkte auf den Markt drängten, bei denen die gesundheitsfördernde Wirkung durch gezielte Modulationen optimiert werden sollte: Erst mit den – mit ausgewählten Inhaltsstoffen angereicherten – *Functional Foods* wurden Nahrungsmittel endgültig zu „Medikamenten" stilisiert, die Schutz vor Herzinfarkt, Krebs, Infektionen und erhöhtem Cholesterin versprechen oder „Entschlackung" und „Darmreinigung" bewirken sollten.

Der Ursprung des *Functional Food* liegt in Japan. Dort dürfen entsprechend angereicherte Lebensmittel seit 1991 unter der Bezeichnung *tokutei hokenyou shokuhin*, kurz *tokuho* (deutsch für „Essen für spezifischen Gesundheitsnutzen") vermarktet werden. In den USA bieten seit 1993 gesetzlich autorisierte Health-Claims die rechtliche Grundlage für funktionelle Lebensmittel. Die ersten Versuche, die besonderen Eigenschaften natürlicher Pflanzeninhaltsstoffe und Bakterien für die

Nahrungsmittelherstellung zu nutzen, blieben zunächst vielfach hinter den hochgesteckten Erwartungen zurück. Großteils enthielt die erste Generation von Functional Foods – Joghurts mit Bakterienkulturen, die mit dem Zusatz „probiotisch" verkauft werden, Brot mit Omega-3-Fettsäuren sowie Margarine mit pflanzlichen Sterinen – nur jene Wirkstoffe, die mit traditionellen Lebensmitteln ohnehin bedarfsdeckend aufgenommen werden können. Oder es handelte sich um die ewig gleichen zugesetzten Vitaminmischungen (A, C und E), die zur Folge hatten, dass viele Produkte mit exotischen Fruchtextrakten angereichert werden mussten, um den metallischen Geschmack, eine Nebenwirkung der beigesetzten Vitamine, zu übertünchen.

Die gesundheitsfördernde Wirkung der meisten Zusätze ist bislang nur durch Laborversuche oder in der Theorie belegt, wissenschaftliche Studien dazu stehen in den meisten Fällen aus. Umstritten ist auch die Frage, ob es beispielsweise bei Vitaminen überhaupt eine Unterversorgung bei großen Teilen der Bevölkerung gibt und ob eine Ergänzung daher überhaupt sinnvoll ist. Die Europäische Union hat mit der sogenannte Health-Claims-Verordnung die Möglichkeit der Werbung mit nicht belegten gesundheitlichen Wirkungen stark eingeschränkt,[3] was in der Folge auch die ursprüngliche Euphorie der Pharmakonzerne, mit solchen Lebensmitteln am Markt zu reüssieren, stark gedämpft hat.

Mit der Gesundheitsbrille betrachtet sehen wir statt Lebensmitteln nur noch Inhaltsstoffe

Die naturwissenschaftliche Betrachtung von Lebensmitteln hat zur Folge, dass wir unser Essen auch jenseits von explizit „funktionellen Nahrungsmitteln" nur noch als eine Ansammlung von Inhaltsstoffen wahrnehmen, die entweder „gut" oder „böse" sind, die die Gesundheit fördern oder ihr abträglich sind. Waren es zunächst Pestizide und Schwermetalle, die zurecht als unerwünschte Fremdstoffe identifiziert wurden, so sind es heute mehr und mehr auch natürliche Bestandteile der Nahrung, die als „fremd" und damit als „gefährlich" wahrgenommen werden, ob Laktose oder Fruktose, Gluten oder Glutamat. Milch und Frischkäse, Weizen- und Roggenbroten, die unsere Nahrung seit vielen Jahrhunderten prägten, wird dann schnell das Etikett „ungesund" umgehängt. Sogar die Birne gerät dann leicht unter Verdacht, Ursache zu hoher Fruktose-Aufnahme zu sein.

Lebensmittel werden also zunehmend nicht mehr danach ausgewählt, ob sie schmecken, gerade in saisonaler Frische zu haben sind oder in einer Menüfolge mit anderen harmonieren, sondern ob sie bestimmte erwünschte oder unerwünschte Inhaltsstoffe enthalten. Da gibt dann der Protein-, Zucker- oder Laktose-Gehalt eines Lebensmittels den Ausschlag und kaum der Geschmack oder die Lust. Es ist dabei ziemlich egal, ob wir

unseren Blick auf die „guten" oder die „schlechten" Inhaltsstoffe fokussieren, ob wir verkrampft nach Lebensmitteln suchen, die viel „gute" Omega-3-Fettsäuren oder
Folsäure enthalten, oder panisch Lebensmittel meiden,
die Gluten und gesättigtes Fett aufweisen. Wenn wir
ständig auf „richtige" oder „falsche" Nährstoffe achten,
auf „gute" oder „böse" Zusatzstoffe, dann verlieren wir
leicht das Vermögen, über Lebensmittel nach kulinarischen Gesichtspunkten zu urteilen, unserer Intuition
und unseren Geschmackserfahrungen zu vertrauen.

Auf die negativen Folgen, die ein derart gezügeltes
Essverhalten zeitigen kann, hat unter anderen die klinische Psychologin Wendy Mogel hingewiesen: Die
Gewohnheit vieler Eltern, die Ernährung ihrer Kinder
mit Argusaugen zu überwachen und ihnen die Bissen
vermeintlich gesunder Lebensmittel in den Mund zu
zählen, sei eine Hauptursache dafür, dass Kinder Essstörungen entwickeln. Für besonders schädlich hält sie
es, wenn individuelle Lebensmittel nicht nur als gesund
bzw. ungesund, sondern darüber hinaus auch als moralisch gut bzw. schlecht kategorisiert werden.[4]

Forciert wurde diese Entwicklung auch durch die
wissenschaftlich argumentierte Ernährungsaufklärung,
die vielfach noch heute von Ärzten und Ernährungswis-
senschaftlern betrieben wird. Diese basiert auf Empfehlungen für die Nährstoffzufuhr, wie sie etwa von der
Deutschen, Schweizerischen oder Österreichischen
Gesellschaft für Ernährung propagiert wird. Die Liste

der Empfehlungen enthält dann etwa die Information, dass man für eine „bedarfsgerechte Ernährung" täglich 20 bis 70 Mikrogramm Selen, 3 Mikrogramm Vitamin B12 und 300 Milligramm Magnesium mit seiner Nahrung aufnehmen soll; dass 15 Prozent der Energie aus Eiweiß, 30 Prozent aus Fett und 55 Prozent aus Kohlenhydraten gespeist werden sollen. Wenn man versucht, diese Empfehlungen auf einzelne Lebensmittel herunterzubrechen, wird es freilich schwierig, da sich die Nährstoffzusammensetzung einzelner Nahrungsmittel deutlich voneinander unterscheidet. So enthalten tierische Produkte von Natur aus eher Fett und Eiweiß, während pflanzliche Produkte reicher an Kohlenhydraten sind. Tierische Eiweiße sind meist hochwertiger als pflanzliche, während pflanzliche Fette meist wertvoller sind als tierische. Aber für jede Regel gibt es auch bei Lebensmitteln immer eine Ausnahme. Zudem beziehen sich die Empfehlungen stets auf den durchschnittlichen Bedarf innerhalb einer bestimmten Population, der letztlich aber individuell sehr unterschiedlich ist.

Für die Zusammenstellung eines gesundheitsorientierten Speiseplans sind diese Informationen in der Praxis kaum hilfreich. Im Gegenteil: Sie führen bei gesundheitsorientierten Essern oft zu Fehleinschätzungen bei der Auswahl von Nahrungsmitteln. Denn die entsprechenden Nährwertkennzeichnungen auf Produkten sagen per se wenig über deren ernährungsphysiologischen Wert aus, weil dieser nicht nur von der

Dosis, sondern auch von der Relation zu anderen Nahrungsmitteln abhängt. Aussagekräftig sind solche Angaben an einzelnen Lebensmitteln allenfalls im direkten Vergleich ähnlicher Produkte. Anders gesagt: Sie helfen uns mitunter, die „richtige" Wahl zwischen zwei unterschiedlichen Fruchtjoghurts zu treffen. Aber ob die Wahl im Hinblick auf eine insgesamt vollwertige Ernährung sinnvoll ist, darüber geben die Nährwertangaben eines einzelnen Produkts keine Auskunft. Und ein Lebensmittel, das einen hohen Fettanteil hat, ist deshalb nicht „böse"; eine ausgewogene, vollwertige Ernährung bedarf auch der Zuführung von Fett. „Böse" ist nur, zu viel von diesem oder jenem fetthaltigen Lebensmittel zu konsumieren. „Gut" und „böse" sind daher keine Eigenschaften bestimmter Lebensmittel, „gut" oder „böse" ist allenfalls unsere Ernährungsweise.

Wie die Verklärung des Ursprünglichen unsere Skepsis gegen die Lebensmitteltechnologie nährt

Die Aussage, dass „gut" und „böse" keine Eigenschaften einzelner Lebensmittel sind, gilt selbstverständlich nicht für Produkte, die verdorben sind, einen bestimmten Grad an natürlichen toxischen Stoffen enthalten (wie etwa manche als in Maßen „genießbar" bezeichnete Pilze oder bestimmte Gewürze wie Zimt) oder die mit Kontaminanten belastet sind, also mit Stoffen, die Lebensmitteln nicht absichtlich hinzugefügt wurden.

Dazu zählen allfällige Rückstände der Gewinnung, Aufmachung, Verpackung, Beförderung oder Lagerung von Lebensmitteln sowie Stoffe, die infolge einer Verunreinigung durch die Umwelt in Lebensmittel geraten. Gesundheitliche Gefahren, die davon ausgehen können, hängen aber sehr stark vom Grad der Toxizität, der Dosis und der Einnahmedauer der Stoffe ab.

Immer wiederkehrende und medial ausgeschlachtete Vorfälle mit kontaminierten oder verdorbenen Lebensmitteln erwecken leicht den Eindruck einer ständigen Bedrohung, auch wenn wir uns heute insgesamt einer historisch noch nie dagewesenen Lebensmittelsicherheit erfreuen können. Auch wenn in einzelnen Fällen durchaus ernst zu nehmende Gefährdungen vorliegen können, ähnelt die Hysterie, mit der wir auf solche Berichte reagieren, oft jener von hypochondrischen Personen, die schon beim Durchschreiten einer Raucherzone in einem Kaffeehaus fürchten, an Lungenkrebs zu erkranken. Rückrufaktionen von Automobilkonzernen wegen defekter Bremsen bei einem bestimmten Modell werden in der Regel viel gelassener wahrgenommen als der Rückruf etwa von Käseprodukten wegen mehr oder weniger starker Keimbelastung. Vor allem gerät bei Problemen mit Autos nie die ganze Branche in Verdacht, es letztlich auf das Leben der Kunden abgesehen zu haben.

Als Kontaminanten gelten heute vielen Konsumenten allerdings nicht nur Stoffe, die unabsichtlich in Lebensmittel geraten, sondern auch Aromen, Konservierungs- und Verdickungsmittel sowie Farb- und Geschmacksstoffe, die bei der Lebensmittelproduktion bzw. -verarbeitung gezielt zum Einsatz kommen. Auch wenn die Verwendung dieser Lebensmittelzusatzstoffe gesetzlich geregelt ist[5] und von ihnen nach dem derzeitigen Stand der Wissenschaft (einen maßvollen, nicht total einseitigen Konsum vorausgesetzt) keine Gesundheitsgefährdungen ausgehen, ist ihre fast flächendeckende Verwendung zu einem der Hauptangriffspunkte der Kritiker industrieller Lebensmittelproduktion geworden.

Im Zentrum der Kritik stehen dabei aber meist nicht der mediokre Geschmack und die mindere sensorische Qualität vieler dieser Produkte, die auch durch Zusatzstoffe nur bedingt kompensiert werden können, sondern die gesundheitlichen Bedenken, die viele gegen sie hegen und die oft auch nur strapaziert werden, um irgendwelchen Essmarotten mit der Beschwörung von *Reinheit* rationale Plausibilität zu verleihen.

Neben der Reinheit sind es vor allem Begriffe wie *natürlich* und *ursprünglich*, die mit „gesunden Lebensmitteln" assoziiert werden. Was ursprünglich und irgendwie pur ist, kann nur gut sein. Das ist der Leitspruch, auf den sich viele Bio-Esser, Essphobikerinnen und Retro-Gourmets schnell einigen können. Die vegane Ernährung komme der „natürlichen Ernährung am nächsten", heißt es dann. Oder die Kohlenhydrate meidende Logi-Methode: Sie nennt sich auch deshalb Steinzeitdiät, „weil sie der ursprünglichen Ernährung entspricht".[6] Wo aber fängt der „Ursprung" an und wo hört er auf? Muss die Rindfleischliebhaberin, wenn sie „ursprünglich" essen will, auf amerikanisches Bisonfleisch zurückgreifen (der Auerochs ist ja leider nicht mehr verfügbar) oder darf sie auch Fleisch der von Menschen durch gezielte Züchtung entstandenen Nutztierrassen wie des alpinen Grauviehs essen?

Das verständliche Bedürfnis, möglichst unverfälschte Nahrungsmittel zu genießen, droht mehr und mehr in einen Natürlichkeitswahn umzuschlagen, und die Wissenschaftsgläubigkeit (der wir die Fokussierung auf Inhaltsstoffe verdanken) in eine irrationale Skepsis gegenüber der Wissenschaft, die wir – freilich nicht ganz zu Unrecht – als Kombattanten der Lebensmittelindustrie verdächtigen. Schließlich basieren die industriell erzeugten Nahrungsmittel auf den Erkenntnissen, die wir der Chemie, der Biologie, der Lebensmitteltechnologie und der Ernährungswissenschaft verdanken. Und dies macht in den Augen vieler Konsumentinnen und Konsumenten nicht nur Konservierungsstoffe, Stabilisatoren, Farbstoffe, Aromen etc. verdächtig, sondern auch Laktose, Fruktose und Gluten. Auch wenn Letztere völlig natürliche Bestandteile sind – für das sensibilisierte Laienohr klingen sie „chemisch" und damit ungesund.

Wie das Chlorhuhn zum neuen Wappentier der Globalisierungskritiker und Essphobiker wurde

Dass viele Verbraucher nicht immer „wissenschaftlich vernünftig" auf Entwicklungen der Nahrungsmittelindustrie und Erkenntnisse der Ernährungswissenschaft reagieren, ist eine Begleiterscheinung der zunehmenden Selbstermächtigung der Konsumenten im Zuge der Informationsmöglichkeiten im Internet und den Sozialen Medien. Die unhinterfragte, vertikale Wissensdistribution vom Experten (ob Arzt, Ökotrophologin oder Diätologe) zum Laien (dem *Homo gustatio*) löst sich mehr und mehr zugunsten einer horizontalen und vernetzten Wissenskommunikation auf. Individuelles, über Medien vermitteltes Erfahrungswissen gewinnt an Bedeutung und Einfluss. Anders ausgedrückt: Auf dem Weg zur Wissensgesellschaft sind wir in der Meinungsgesellschaft stecken geblieben. Und da wir alle von Kindesbeinen an essen, sind wir alle „Experten der Praxis". Diesen Status, den wir im Zuge der Industrialisierung und Verwissenschaftlichung der Nahrungsmittelproduktion und der damit einhergehenden Entfremdung von Produkten und Herstellungsverfahren ein wenig eingebüßt haben, holen wir uns nun mithilfe Neuer Medien und Netzwerke zurück; mitunter auch gegen den Widerstand der wissenshütenden Experten, die im Konsumenten-Empowerment bloß eine weitere „Krankheit" zu erkennen glauben: den *Morbus Google*.

Die Angst vor dem Chlorhuhn, dem neuen Wappentier der Globalisierungskritiker und Lebensmittelphobiker, ist dafür nur ein besonders populäres Beispiel. Die „amerikanische Spezialität" soll, geht es nach den Gegnern des derzeit verhandelten transatlantischen Freihandelsabkommens, nicht auf europäischen Tellern landen. Nicht dass uns damit ein kulinarisches Gustostückerl entgehen würde, sollten sich die TTIP-Kritiker durchsetzen – aber die Angstmache vor dem Chlorhuhn folgt einem beliebten Muster, das genauso wie die ewige Empörung über *McDonald's* oder *Burger King* zunächst einem antiamerikanischen Reflex entspringt. So als wären Wiener Schnitzelhäuser oder Berliner Kebab-Buden dagegen Paradiese für bio-affine Gourmets. Und als sei das aus deutschen oder österreichischen Mastbetrieben stammende Käfig-Huhn gesünder und wohlschmeckender als das amerikanische, das zur Desinfizierung nach der Schlachtung mit geringen Mengen von Chlordioxid behandelt wird. Eine Praxis, der das Huhn seinen Namen verdankt und die in Europa verboten ist; was aber nicht heißt, dass europäische Konsumenten vor chlordioxid-haltigem Fleisch sicher sind. Schließlich wird derselbe Stoff hierzulande zur Desinfizierung von Hühner-, Schweine- und Rindertränken eingesetzt. Ohne gesetzliche Regelungen und entsprechende Kontrollen. Selbst dem Bio-Gütesiegel widerspricht die Trinkwasserreinigung mit Chlordioxid nicht.

Auch wenn der Chlordioxid-Einsatz in der amerikanischen Massengeflügelzucht exzessiver erfolgt, ist Hysterie dennoch fehl am Platz. Sowohl die Europäische Behörde für Lebensmittelsicherheit (EFSA) als auch das deutsche Bundesinstitut für Risikobewertung (BfR) vertreten die Auffassung, dass mit Chlordioxid behandeltes Hühnerfleisch für den Verbraucher nicht gesundheitsschädlich ist und in Sachen Keimfreiheit sogar Vorteile bringt. Es gäbe, laut EFSA, trotz einer langen Anwendungsgeschichte auch keine Daten, die darauf hindeuten, dass die Verwendung von Chlordioxid zu einer erhöhten bakteriellen Toleranz gegenüber Chlordioxid oder zu einer erhöhten Resistenz gegenüber therapeutischen Antibiotika und anderen anti-mikrobiellen Mitteln führe.

Vernünftig betrachtet ist das Chlorhuhn also nicht deshalb unappetitlich, weil mit der Chlordioxid-Behandlung die Keimbelastung deutlich reduziert wird, sondern weil die Hühner zuvor in der Massenproduktion ein elendigliches Leben führen und weil diese Zucht- und Haltungsbedingungen den bakteriellen Keimbefall exponentiell in die Höhe treiben. Das ist aber auch bei industriellen Hühnerfarmen in Europa der Fall. Und hier bedient man sich eben anderer Methoden, die Keimbelastung zu minimieren, insbesondere durch präventiven Einsatz von Antibiotika. Nicht das Chlorhuhn ist also das Problem, sondern eine nicht artgerechte Nutztierhaltung, die Tiere mit hoher Keimbelastung hervorbringt.

Über Unverträglichkeiten und Allergien und warum nicht jedes Grummeln im Bauch gefährlich ist

Um keine Missverständnisse aufkommen zu lassen: Eine Überdosis von Chlordioxid in unserer Nahrung ist gesundheitsgefährdend. Und die in der industriellen Fleischproduktion und im Aquafarming zu oft eingesetzten Antibiotika können Resistenzen verursachen, das heißt, die Wirkung von Medikamenten bei der Behandlung von Krankheiten abschwächen oder gar neutralisieren. Davon sind alle betroffen, die solche Lebensmittel essen. Bei Lebensmitteln, die Gluten, Laktose oder Fruktose enthalten, ist das aber ganz anders. Von den Gesundheitsgefährdungen, die durch den Konsum dieser Nahrungsbestandteile ausgehen können, sind statistisch nur sehr wenige Menschen betroffen. Für jene, die unter Zöliakie leiden, einer chronischen Erkrankung der Darmschleimhaut, kann der Verzehr in besonderen Fällen sogar lebensgefährlich sein. Für Menschen, die von dieser Krankheit nicht betroffen sind, gibt es jedoch – nach heutigem Stand der Forschung – keinen medizinischen Grund, glutenhaltige Lebensmittel zu vermeiden.

Dennoch glauben heute immer mehr Menschen, an Glutenunverträglichkeiten oder Nahrungsmittelallergien zu leiden.[7] Jedes Grummeln im Magen, jedes Ziehen im Bauch wird sofort als möglicher Hinweis auf

91

eine sich anbahnende Erkrankung gedeutet. Meist handelt es sich dabei aber nicht um allergische Reaktionen. Neue Studien deuten darauf hin, dass viele sogenannte „Glutensensitivitäten" ganz andere Ursachen haben und insbesondere durch den Konsum von Alkohol oder durch hohe Stressbelastung ausgelöst werden. Auch Nocebo-Effekte (also negative Placebo-Effekte) spielen wohl eine Rolle, also nur scheinbare Wirkungen des Glutenkonsums, die durch bestimmte Erwartungshaltungen ausgelöst werden;[8] Erwartungshaltungen, die heute vielfach auch durch Werbung für neue, als laktose- oder fruktosefrei und damit als „gesünder" wahrgenommene Produkte suggeriert werden.

Anders als bei Lebensmittelallergien ist es bei Lebensmittelintoleranzen der Stoffwechsel, der sensibel reagiert. Sie sind meist die Folge schwach aktiver Verdauungsenzyme. Laktose und Fruktose lösen keine Allergien aus, können aber bei Personen, deren Verdauungstrakt diese Inhaltsstoffe nur schlecht aufspalten kann, Übelkeit, Durchfall und Blähungen auslösen. Auch wenn temporäre Überempfindlichkeiten gegenüber bestimmten Lebensmitteln oft andere Ursachen haben wie etwa Stress, eine aktuelle Antibiotikabehandlung oder einen Magen-Darm-Infekt, dienen sie oft als Anlass, das eigene Ernährungsverhalten in Hinblick auf laktose- und fruktosehaltige Lebensmittel bewusster zu gestalten.

In den meisten Fällen ist es bei laktosehaltigen Lebensmitteln wie Milch oder Frischkäse wohl so wie beim Alkohol: Gewisse Mengen tun uns gut, ein Zuviel kann – ganz unabhängig von genetischen Voraussetzungen – Kopf- oder Bauchweh auslösen und ein Nochmehr für Übelkeit und Erbrechen sorgen. Und das heißt: Nicht Laktose ist „böse", sondern unser individuelles Konsumverhalten unvernünftig. Weil wir übermäßig konsumieren oder die Askese – aus Angst vor eingebildeten Krankheiten – übertreiben. Das gilt auch für den steigenden Anteil von Menschen mit Fruktoseintoleranz. Wobei hier das Problem zum Teil auch „hausgemacht" ist: Der vermehrte Einsatz von Fruchtzuckern in der Lebensmittelindustrie ist nämlich auch eine Folge der langjährigen Gesundheitsdebatte und der ständigen Warnungen vor zu viel Zucker in der Nahrung, die mit dazu geführt haben, dass bei vielen Lebensmitteln – vom Ketchup bis zum Fruchtjoghurt – nicht mehr Saccharose, also aus Zuckerrohr und Zuckerrüben gewonnener Zucker, zur Süßung eingesetzt wird, sondern Fruchtzucker – was „gesünder" klingt.

Manchmal ist weniger wirklich mehr.
Wie das Weglassen von Nährstoffen die
Kreativität von Köchen und Bäckern beflügelt

Innerhalb weniger Jahre sind die Esssensiblen zur beliebtesten neuen Zielgruppe der Lebensmittelindustrie und des Handels geworden. Sie haben es geschafft, laktosefreies und glutenfreies Essen zu modernen Lifestyleprodukten aufzuwerten. Und so lautet das aktuelle kulinarische Motto: Je mehr ich weglasse, desto weniger macht mich krank.

Die *Free-From*-Produkte sind das lebensmittelindustrielle Pendant zu den *Functional-Food*-Produkten. Bei Letzteren wurde jahrelang so ziemlich alles ausprobiert, was Naturwissenschaft, alternative Medizin, aber auch Esoterik zu bieten haben: Omega-3-Fettsäuren, Magnesium, Inulin, Isoflavonoide, Selen, mittelalterliche Kräutermischungen, ayurvedische Gewürze, synthetisch hergestellte Vitamine u. a. m. Sie alle sollten verarbeiteten Lebensmitteln einen gesundheitlichen Zusatznutzen verleihen.

Die nicht abreißende Kette von Lebensmittelskandalen, der ökologische Zeitgeist und der wachsende Zweifel an den gesundheitsfördernden Wirkungen von vereinzelt zugesetzten Inhaltsstoffen haben dazu geführt, dass wir nun neue Auswege aus unserem falschen Leben gerade mit jenen Produkten zu finden glauben, bei denen weggelassen wird, was sie von Natur aus enthalten: aus der Nahrung das Tier, aus dem Fleisch das Fett, aus dem Bier der Alkohol, aus der Milch der Milchzucker, aus den Fruchtsäften der Fruchtzucker und aus dem Brot das Klebereiweiß.

Nicht immer bedeutet das allerdings nur Verzicht. Die vegetarische und vegane Welle hat auch viele Köche dazu inspiriert, sich viel mehr mit Gemüse, Getreide und Obst auseinanderzusetzen, also mit Lebensmitteln, die vor allem in der zentral- und nordeuropäischen Küche lange Zeit kulinarisch vernachlässigt wurden. Um das Fleisch auf dem Teller zu kompensieren, reicht es auch nicht, nur die Kartoffel- oder Nudelmenge zu erhöhen. Dazu müssen auch neue vegetabile Geschmackswelten erobert werden: neue, auch aus anderen Esskulturen stammende Zubereitungsarten sowie eine größere Sortenvielfalt. Nicht nur in den Küchen, auch in den Backstuben löste die Free-From-Bewegung kulinarisch durchaus auch erfreuliche Innovationen aus. Auf der Suche nach glutenfreiem Getreide kommen nun auch alte Getreidesorten (Einkorn, Emmer, Gerste), Buchweizenmehl, Hülsenfrüchtemehle wie Kichererbsenmehle, rote Linsenmehle, aber auch diverse Gemüsemehle zum Einsatz, die vor allem zu einer Erweiterung des Sortiments und zu mehr geschmacklicher Vielfalt führen.

Exkurs:
Technokratischer Nahrungs-
optimismus und feinschmeckerische
Horrorszenarien.
Ein paar Gedanken zur industriellen
Nahrungsmittelproduktion

Als die ersten Menschen mit den Apollo-Raketen zum Mond flogen, hoben auch die Essphantasien der Zukunftsforscher ab: Wir würden Nahrung sicher bald nur noch in Form von Pillen zu uns nehmen, die klein, handlich, preiswert und ernährungsphysiologisch ausgeklügelt sein und für Stunden satt machen würden. Als Ableger des Astronautenessens galt Pillen- und Tubennahrung vielen als Inbegriff unserer zukünftigen Ernährung, die uns Zeit für die angeblich wirklich wichtigen Dinge des Lebens sparen könnte.

Das feinschmeckerische Horrorszenario hat sich zwar nicht erfüllt, dennoch hat sich unser Ess- und Trinkverhalten seit den 1960er Jahren auch in Europa massiv verändert. So massiv und so rasch wie nie zuvor in der Geschichte der Menschheit; und ein Stück weit haben moderne Convenience- und Functional-Food-Produkte sowie die Erfindung der Mikrowellenherde die technokratischen Ernährungsphantasien auch tatsächlich eingelöst. Auch bei der Entwicklung der Landwirtschaft finden wir frappante Parallelen zwischen den Science-Fiction-Visionen aus den Anfängen des 20. und der agrarindustriellen Realität zu Beginn des 21. Jahrhunderts.

In Hans Dominiks Erzählung „Die Nahrung der Zukunft" aus dem Jahr 1907 wird nicht nur der Übergang von der handwerklich-mechanischen zur industriellen Herstellung von Nahrung beschrieben, sondern auch die Entwicklung wissenschaftlicher Methoden in der Landwirtschaft von der petrochemischen Düngung der Äcker bis hin zur massiven Ausweitung der Viehzucht. Selbst die Erfindung analoger Lebensmittel, wie wir sie heute etwa bei Käse oder Wurstwaren kennen, hat der Science-Fiction-Autor literarisch vorweggenommen. Und natürlich fehlt auch nicht die vorweggenommene Apologie der „Grünen Revolution"[1], die bis heute jede technologische Innovation im Bereich der Landwirtschaft und der Lebensmittelproduktion – vom Kunstdünger bis zu genetisch modifizierten Nutzpflanzen, von künstlichen Aromen bis zu Bestrahlungen zur Verlängerung der Haltbarkeit – begleitet: „Die Wissenschaft", so heißt es in den blumigen Worten des Helden der Erzählung, Prof. Dr. Bunsen, „wird alle speisen, die heute noch an der Tafel des Lebens hungrig bleiben müssen."

Über agrarrevolutionäre Versprechungen und ökologische Kollateralschäden

Das ist bis heute das zentrale Argument der Agrar- und Lebensmittelindustrie, wenn es um die Frage geht, wie in Zukunft zehn Milliarden Menschen ausreichend ernährt werden können: Ohne wissenschaftliche Methoden und neue Technologien in der Agrar- und Lebensmittelindustrie, die eine massive Produktivitätssteigerung ermöglichen, sei dies nicht möglich. Tatsächlich haben von diesen wissenschaftlich-technischen Errungenschaften bislang aber fast ausschließlich die Konsumenten in den wirtschaftsstarken Ländern profitiert, während der Anteil jener, die „an der Tafel des Lebens hungrig bleiben", weltweit weiter zugenommen hat.

Heute ist über eine Milliarde Menschen, das sind etwa 17 Prozent der Weltbevölkerung, chronisch unterernährt. „Die Wissenschaft" speist also nicht alle, im Gegenteil: Die Menschen in den wirtschaftsschwachen Staaten leiden mitunter im doppelten Sinne an den wissenschaftlichen Errungenschaften. Sie können sich die Technologien und Produkte, die Produktivitätssteigerungen ermöglichen (Düngemittel, Saatgut und Schädlingsbekämpfungsmittel, Maschinen und Know-how), oft nicht im ausreichenden Maße leisten und sind am heimischen Markt mit ihren traditionellen Produktionsmethoden gegenüber Importwaren aus den entwickelten Ländern, die diese Technologien anwenden und im industriellen Stil produzieren, nicht konkurrenzfähig.

Die uneingelösten Versprechen – dass mit der weltweiten Verbreitung der neuen Agrartechnologien das globale Hungerproblem gelöst werde und alle Menschen in den Genuss eines reichhaltigen Angebots an Lebensmitteln kommen würden – wecken daher mehr und mehr Zweifel am herrschenden Wissenschafts- und Technologie-Paradigma der Agrar- und Nahrungsmittelindustrie, das bis heute den Diskurs über die Zukunft unserer Ernährung prägt. Nicht nur in jenen Ländern, die bislang nicht in den Genuss der Vorteile dieser Errungenschaften gekommen sind, sondern auch bei vielen Konsumenten in den industrialisierten (Wohlfahrts-)Staaten, die jahrzehntelang von der stetig steigenden Produktivität profitiert haben und immer noch profitieren.

Der Boom der Fast-Food- und Convenience-Produkte, die in Relation zu den steigenden Einkommen ständig fallenden Preise, der Hype um Lebensmittel mit gesundheitlichem Extrabonus (Functional Food), die massiv gewachsene Produktvielfalt, die saisonunabhängige Verfügbarkeit von Lebensmitteln sowie die Demokratisierung und Banalisierung des Fleisches von der Herrschafts- und Festtagsspeise zum Alltagsessen haben nicht nur unsere Esskulturen massiv verändert. „Grüne Revolution" und industrielle Nahrungsmittelproduktion haben in den industrialisierten Ländern massiv dazu beigetragen, das größte Ernährungsproblem, sprich: den Mangel, zu überwinden, mit dem wir uns Jahrhunderte lang herumschlagen mussten. Sie stellen uns aber auch vor bislang nicht gekannte Probleme, die den Segen der Mangelüberwindung mitunter beinahe wieder vergessen lassen.

An die Technik- und Zivilisationskritik des Philosophen Günther Anders anknüpfend[2] könnte man sagen, dass das von uns durch technologische Innovationen hervorgebrachte Ernährungssystem unsere Fähigkeit, es zu unserem Vorteil zu nutzen, eingeschränkt hat; dass wir die von diesem System erzeugten „Sachzwänge" nicht mehr im notwendigen Maße emotional und kognitiv bewältigen können und somit zu „Objekthirten" unserer Geräte und Technologien wurden. Das heißt, dass wir auch beim Essen oft mehr im Dienste des von uns erzeugten Produktionssystems agieren statt umgekehrt.

Tatsächlich können wir heute unzählige Entwicklungen diagnostizieren, die darauf hinweisen, dass wir ein Ernährungssystem aufrechterhalten, obwohl die Probleme, die es mit sich bringt, immer deutlicher sichtbar werden. Denn die Wertschöpfung der Agrar- und Nahrungsmittelindustrie orientiert sich in erster Linie an den Gesetzen des freien Marktes. Innerhalb dieses Systems jedoch herrscht ein ständiger Druck, die Produktivität, die Umsätze und Gewinne noch weiter zu steigern. Und das heißt in der Praxis vor allem: kapital- und energieintensive Massenproduktion, Verarbeitung der Nahrungsmittel unter Einsatz komplexer chemischer Prozesse und Verfahren – auch von Nanotechnologie und Gentechnik –, Kostenreduktion, wo immer sie möglich ist, Standardisierung und Massenverkauf an anonymen, globalen Märkten; ökologische, gesundheitliche und soziale Kollateralschäden mit eingeschlossen, deren Auswirkungen – vom Pferdefleischskandal bis zum Chlorhuhn, von mit Hexachlorbenzol belasteter Milch bis zum „Gammelfleisch" – immer mehr Konsumenten kritisch wahrnehmen.

Der damit stetig wachsende Vertrauensverlust in die Produzenten und ihre Herstellungsmethoden stärkt die Sehnsucht nach Einfachheit, Authentizität und Natürlichkeit, nach einer Abkehr von der industriellen Nahrungsmittelproduktion und einer diese forcierenden Landwirtschaftspolitik. Eine Sehnsucht, die mit romantischen „Zurück zum Ursprung"-Vorstellungen freilich nicht zu befriedigen sein wird. Sogar die Autoren des ökologisch orientierten Weltagrarberichts sind davon überzeugt, dass nur der innovative und kooperative Einsatz des heute schon vorhandenen Wissens sowie der existierenden und in Zukunft weiter zu perfektionierenden Technologien unsere Ernährungssicherheit gewährleisten werden können.

Warum auch nachhaltige Landwirtschaft nicht ohne Technologien auskommen wird

Es geht also nicht um die Polarität von Wissenschaft und Romantik. Eine wirklich nachhaltige Landwirtschaft ist angesichts der kaum ausweitbaren landwirtschaftlich nutzbaren Flächen heute sogar wissensintensiver als je zuvor. Das gilt erst recht für die vor allem vom amerikanischen Mikrobiologen Dickson Despommier propagierte „Dritte landwirtschaftliche Revolution", mit der sich der Anbau von Lebensmitteln von Feld und Acker emanzipieren und ähnlich wie das städtische Wohnen organisiert werden soll, also in mehrstöckigen Gebäuden, sogenannten *Farmscrapers*, die die Aussicht auf eine ertragreiche Produktion pflanzlicher und tierischer Agrarerzeugnisse auch in Ballungsgebieten eröffnet.

Schon heute arbeiten Wissenschaftler weltweit und interdisziplinär an der Weiterentwicklung dieser Idee. Zahlreiche Projekte, unter anderem in Südkorea, in der Schweiz, in Marokko, Australien, den Vereinigten Arabischen Emiraten und den USA befinden sich in der Pilotphase. Sie sollen *Vertical Farming* zu einer vielversprechenden und praxistauglichen Zukunftstechnologie weiterentwickeln, die mit geringem zusätzlichen Flächenbedarf, der Nutzung erneuerbarer Energie, geringem Wasserverbrauch durch optimierte Aufbereitung von Brauchwasser sowie mit räumlicher Nähe zu den Konsumenten punkten kann.

Im Gegensatz zu konventionellen Landbaumethoden ermöglicht Vertical Farming ganzjährige Produktion und den Schutz vor wetterbedingten Ernteausfällen. Kontrollierte Umgebungsbedingungen vermindern zusätzlich den Düngereinsatz und die Verwendung von Schädlingsbekämpfungsmitteln. Durch gezielte Positionierung im städtischen Raum können urbane Farmen auch einen Beitrag zur effizienten Nutzung knapper Wasserressourcen leisten, da sich der Wasserverbrauch in den geschlossenen Kreislaufsystemen signifikant verringert und durch die Verwendung neuer Technologien auf aufbereitetes Schmutzwasser zurückgegriffen werden kann. Derzeit werden weltweit etwa 70 Prozent unseres Frischwassers in der Landwirtschaft genutzt und vielfach durch Dünger und Pflanzenschutzmittel verunreinigt.

Die erste unter realistischen Alltagsbedingungen betriebene Vertical Farm wird seit 2009 in der südkoreanischen Stadt Yongin getestet. Noch kosten die Salate, Beeren und Kräuter aus der Testfarm fast das Doppelte als konventionell produzierte, vor allem aufgrund der noch extrem teuren Beleuchtungstechnologie, die in Farmscrapers zum Einsatz kommen muss. Mit der rasanten Entwicklung auf dem Beleuchtungssektor, der mit LEDs eine energieeffiziente und in den kommenden Jahren auch deutlich billiger werdende Lichttechnologie massentauglich machen wird, scheinen aber auch diese Hindernisse überwindbar.

Noch einen Schritt weiter geht die unter dem Begriff *Aquaponic* bekannte Technologie. Die Wortverbindung leitet sich aus Aquakultur (der Aufzucht von Fischen unter kontrollierten Bedingungen) und Hydroponic (der Kultivierung von Pflanzen im Wasser statt in der Erde) ab. Diese Technologie basiert auf der traditionellen Idee der Kreislaufwirtschaft und zeichnet sich aufgrund der Kombination von Fischzucht und Gemüsebau durch hohe Nutzen- und Effizienzpotenziale für wichtige Umweltressourcen wie Wasser, Nährstoffe für Pflanzen, Solarenergie sowie Bodenfläche aus. Noch befindet sich die Aquaponic-Produktion im Versuchsstadium, noch ist auch die Wirtschaftlichkeit dieser Methode nicht ausreichend untersucht, aber erste Pilotprojekte unter anderem in der Schweiz sollen die noch offenen technischen, ökologischen und wirtschaftlichen Fragen in den kommenden Jahren klären helfen.

In Zukunft wird es also darum gehen, den Fokus auf Integrationstechnologien zu legen und die Entkoppelung von landwirtschaftlicher und nicht-landwirtschaftlicher Produktion (Lebensmittel- und Faserverarbeitung, Energie- und Umweltdienstleistungen, Handel und Vermarktung) zurückzufahren, um sinnvolle wirtschaftliche und ökologische Synergien zu nutzen und die ökonomischen Strategien und gesellschaftlichen Werte den geophysikalischen Gesetzen anzupassen. Das heißt, es geht nicht mehr in erster Linie um eine Produktivitätssteigerung (wirtschaftlicher Ertrag pro Arbeitskraft), sondern um eine Steigerung der Effektivität; um die Frage, wie wir mit den jeweils vor Ort verfügbaren Mitteln den optimalen Nahrungsertrag auf einer landwirtschaftlich nutzbaren Fläche bei minimalem Ressourcenverbrauch erwirtschaften können.

„Der Geschmack ist allen Menschen
natürlich, sie haben ihn aber nicht alle in
gleichem Maße."

JEAN-JACQUES ROUSSEAU

Über Geschmack und die Weisheit
des Bauchgefühls

Im Dschungel der wild wuchernden Ernährungsideologien, in dem wir ständig die Orientierung für unsere eigenen Esshandlungen (die „richtige" Wahl der Lebensmittel, die „richtige" Zubereitung, die „richtige" Dosis, den „richtigen" Mahlzeiten-Rhythmus) zu verlieren drohen, scheint heute der *eigene* Geschmack und das *individuelle* Bauchgefühl zu den einzig noch vertrauenswürdigen Orientierungsgrößen aufzusteigen. Wenn traditionelle, religiöse oder schlicht aus der Not geborene Essordnungen brüchig werden und keinen Bezugsrahmen mehr bieten, wenn uns auch Biologie, Medizin und Ernährungswissenschaft – wegen oft äußerst widersprüchlicher Erkenntnisse – keine überzeugenden Ess-Regeln mehr bieten können und wir uns zugleich mit einer schier unendlichen Vielfalt an Lebens- und Genussmitteln konfrontiert sehen, dann, so meint etwa der französische Soziologe Jean-Claude Kaufmann, werde es immer „notwendiger, den [individuellen] Geschmack als internen Regulator festzulegen"[1].

Das klingt nicht nur sympathisch, das klingt auch einleuchtend. Dass unser Stoffwechsel individueller reagiert (nicht nur entlang der Geschlechtergrenzen), als es die klassische Physiologie lange Zeit wahrhaben wollte, gehört zunehmend auch zur offiziellen Lehrmeinung. Und dass das „Bauchgefühl", das intuitive Wahrnehmen, oft weiser ist als das naturwissenschaftliche Wissen, dass das „In-sich-Hineinhorchen" tatsächlich brauchbare individuelle Lösungen offerieren kann, ist nicht nur eine von vielen geteilte Alltagserfahrung, sondern auch Gegenstand ernsthafter wissenschaftlicher Erörterungen.[2] Und dass das – im Kontext der Ernährung – alles irgendwie mit unserem Geschmack zusammenhängt, scheint evident.

Folge deinem Geschmack! Aber unterziehe ihn einer kritischen Reflexion

Den eigenen Geschmack als Regulator festzulegen tönt verführerisch, als wäre damit der gordische Knoten zu durchschlagen. Als könnte man sich mit der Berufung auf den Geschmack all der Sorgen entledigen, die man sich tagtäglich um die eigene Ernährung macht, als handle es sich beim eigenen Geschmack „um ein Tau, das [der Esser] in den weiten Ozean seiner sinnlichen Empfindungen wirft und das verhindern soll, dass er abtreibt"[3].
Folge deinem Geschmack! Höre auf deinen Bauch! Auf esoterische Werbeformeln reduziert verlieren die Begriffe *Geschmack* und *Bauchgefühl* freilich schnell die kritische Kraft, die sie gegen Essideologien, Versprechungen der Nahrungsmittelindustrie und wissenschaftliche Glaubensbekenntnisse tatsächlich entfalten

könnten. Dann ist es auch nicht mehr weit bis zur diffusen Rede von einer „kulinarischen Körperintelligenz", mit der Bestsellerautor Uwe Knop seine Leserinnen und Zuhörer gegen alle medizinischen und gesundheitspolitischen Empfehlungen immunisieren möchte: „Der Einzige, der weiß, was Sie wirklich brauchen, ist ihr Körper. Der Körper sollte das Maß aller Dinge sein, unabhängig davon, was gesund oder ungesund sein soll."[4] Der „intelligente" Körper (der mit seinem „Darmgehirn" denkt) lernt, nach Knop, „mit der Zeit, was gut oder schlecht für ihn ist, er erkennt den Wert der Nahrung am besten".

So radikal anti-ernährungswissenschaftlich sich der Ernährungswissenschaftler Knop in seinen Büchern, Vorträgen und Interviews auch geriert, bleiben seine Ratschläge dennoch in einem physiologischen Blick auf das Essen gefangen; indem er den Körper zum Maß aller Dinge erhebt, macht er ihn auch zum unsozialen Regenten über das Ich: „Essen Sie nur dann, wenn Sie echten Hunger haben, und essen Sie nur das, worauf Sie Lust haben."[5] „Und denken Sie daran, wenn Sie beim nächsten Mal bei Freunden zum Essen eingeladen werden", ist man versucht zu ergänzen.

Der persönliche Geschmack und die „Weisheit des Bauchgefühls" bzw. die individuellen Körpersignale können freilich – entgegen der Knop'schen Simplifizierung – nur dann brauchbare Orientierungsgrößen oder Stützen sein, wenn sie bewusst reflektiert, das heißt, einem Urteilsprozess unterzogen werden. Wenn Weisheit nicht mit Gehorsam gegenüber dumpfen Körpersignalen verwechselt wird und Geschmack nicht mit bloßen Vorlieben. Sich dem Heißhunger hinzugeben, den der Köper gerade „signalisiert" bzw. dessen unaufschiebbare Stillung er fordert, bringt keine Befreiung von Essdiktaten. Dann diktiert eben der „Körper" statt wie einst die symbolischen Ordnungen oder sonst die Nahrungsmittelindustrie mit ihren Verführungstechniken. Und nur das zu essen, was einem schmeckt, kann zu einer höchst einseitigen und damit tatsächlich ungesunden Ernährung führen, wenn der eigene Geschmack nicht ausreichend „kultiviert" ist und man ihn „als objektiv, naturgegeben und essentiell betrachtet"[6].

Weil der eigene Geschmack aber nicht naturgegeben ist, kann ein „vernünftiger" Umgang mit den Körpersignalen und dem Bauchgefühl nur ein reflektierter Umgang sein, das heißt ein Umgang, der nicht naiv gegenüber dem heutigen Nahrungsangebot ist und die physiologischen Körpersignale auch mit dem Unbewussten (dem Spiel und der Wirkung der Signifikanten einer Speise) in Verbindung bringt. Als Esser folgen wir eben nicht nur dem organischen Imperativ der Bedarfsdeckung, sondern immer auch einem Begehren. Deshalb ist die Idee einer Ernährung ohne Erzählung, ohne Sprache und Sprechen, ohne Mythos selbst ein Mythos. Sie ist nie reiner Nährstoff, und Lebensmittel sind nie nur Nahrung, sondern immer auch ein Versprechen – von gesundheitsbewusstem Leben oder sozialem Aufstieg, ethisch korrekter Haltung oder ökologischem Protest. Noch im Wort „Lebens-Mittel" drückt sich der mediale Charakter der Nahrung aus.

Der eigene Geschmack ist nie nur der eigene

Wenn wir für den eigenen Geschmack als wichtige Orientierungsgröße im Lebensmittelüberfluss[7] plädieren, dann ist damit jedenfalls mehr gemeint als nur Signale der Geschmacksknospen im Mund oder des Darms. Denn der eigene Geschmack ist nie nur der eigene. Selbst wenn er sich – was mit der Rede von der Individualisierung gemeint ist – von strikten sozialen Traditionen und Normen befreien kann, bleibt er doch immer auf das Andere, auf den „sozialen Raum", in dem die oder der Schmeckende sich bewegt, bezogen: die soziale Klasse, die Religion, das Lifestyle-Milieu, die Peergroup, die Subkultur oder wie immer die gerade aktuellen soziologischen Begriffe es benennen.

Deshalb kann es auch leicht zum Bruch kommen, wenn sich eine nahestehende Person an einem anderen, fremden Geschmacksideal – heute gilt das vor allem für das vegane – zu orientieren beginnt und dadurch kundgibt: „Bei dir schmeckt es mir nicht mehr." Das vegane Geschmacksideal führt so häufiger zum Verlust von Gemeinschaft als die Entscheidung, nicht mehr zu rauchen oder keinen Alkohol mehr zu trinken. Weil das gemeinsame Mahl auch dann genossen werden kann, wenn ein oder mehrere Mitesser keinen Wein trinken oder für ihre Zigarette ab und zu den Tisch verlassen, um am Balkon oder vor dem Restaurant zu rauchen. Mit Veganern und Veganerinnen ein Mahl zu teilen ist in einer nicht-vegan ausgerichteten Küche jedoch mindestens so aufwendig – oder nahezu unmöglich –, wie in einem nicht-jüdischen Haushalt die strengen Vorschriften jüdischer Essrituale (koscher zu kochen) einzuhalten. Das führt häufig dazu, dass Veganer, ähnlich streng orthodox lebenden Juden, in ihren kleinen Gemeinschaften unter sich bleiben, sich ihre eigenen Gesetze machen und einem moralisch aufgeladenen Ideal folgen.

Der Philosoph Robert Pfaller hat – wenn auch in einem anderen als dem kulinarischen Kontext – darauf aufmerksam gemacht, dass sich unser Begehren und damit unser Geschmack zugleich auf bestimmte Geschmacksobjekte *und* auf andere Menschen bezieht. Weil wir andere Menschen begehren (und von ihnen eventuell auch begehrt werden wollen), richten wir unser Interesse auch auf Lebensmittel und Speisen, die uns mitunter noch gar nicht schmecken. „Das heißt, unser Geschmack drängt also auf dem Weg über die Menschen, die uns gefallen, sich selbst zu verändern."[8] Was man an der Entwicklung von radikalen Geschmäckern wie dem veganen überdeutlich beobachten kann, gilt aber grundsätzlich für alle Formen der Geschmacksentwicklung. Es ist immer zuerst das Andere bzw. der oder die Andere da: Wir essen Dinge nicht deshalb oft, weil sie uns schmecken, sondern es ist umgekehrt: Sie schmecken uns, weil wir sie oft essen. Und oft essen wir sie, weil andere sie mit uns essen oder sie uns von Vorbildern und Identifikationsfiguren angeboten oder angepriesen werden – zunächst von unseren Eltern, später vielleicht von Stars, dominanten Freunden, geliebten Partnerinnen, Opinion Leaders u. a. Das heißt, unsere Geschmäcker sind dynamisch, sie haben nicht nur eine Realität, sondern auch eine Idealvorstellung von sich selbst. Unser Geschmack „will anderen gefallen, die ihm gefallen, und nur so kann er sich selbst gefallen"[9]. Er jagt also immer seinem eigenen Ideal hinterher. Und weil er einem Ideal nachstrebt, ist er nicht nur ein Vermögen zur Empfindung von Wohlgefallen, sondern auch „ein Vergesellschaftungsmechanismus mit anderen Geschmäckern [...] Die Geschmäcker vereinigen sich und gruppieren sich rund um ein von ihnen allen angestrebtes Ideal von einem Geschmack"[10].

Wie wir auf den Geschmack der guten Dinge kommen

Anders als beim ästhetischen Geschmack ist der kulinarische auch unmittelbar an sensorische Empfindungen gebunden. Unsere Präferenzen für bestimmte Nahrungsmittel und Speisen resultieren daher aus einem noch viel komplexeren Wechselspiel unterschiedlicher Faktoren. Als Prägung beginnt die Geschmacksbildung beim Fötus schon im Mutterleib, setzt sich fort durch die jeweils zugeführte Kleinkindernahrung und den Speisenkosmos, in den wir als Kinder und Jugendliche sozialisiert werden. Die Entwicklung des Geschmacks ist dabei stark davon abhängig, mit welchen Lebensmitteln wir im Laufe unseres weiteren Lebens in Berührung kommen und unter welchen Umständen. Da wir – ein Erbe der Evolution – fast alle mit einer angeborenen Süßpräferenz sowie Bitteraversion ausgestattet sind,[11] können wir unser Geschmacksspektrum – angeregt durch andere Esser – nur Schritt für Schritt durch wiederholten Kontakt und positive Erfahrungen mit Nahrungsmitteln und Speisen anderer Geschmacksrichtungen erweitern. Und dies ist wichtig, weil erst die Akzeptanz neuer Nahrungsmittel die Erweiterung der Nahrungsmittelvielfalt ermöglicht und damit die Ausbildung eines eigenen, über angeborene Präferenzen hinausreichenden Geschmacks. Das heißt, Geschmacksvorlieben können sich nur dann erweitern, wenn mehrfache Esserfahrungen mit bestimmten Lebensmitteln und Speisen gemacht werden und wenn wir Geschmackseindrücke mit angenehmen oder unangenehmen Gefühlen verknüpfen können – mit Gefühlen, die vor allem durch die jeweilige soziale Interaktion beim Essen ausgelöst werden.[12] Es reicht demnach nicht, ein

114

Lebensmittel nur einmal zu probieren, um an ihm Geschmack zu finden.

Ein anschauliches Beispiel dafür ist die Entwicklung der Vorliebe zu Bier, die in fast allen Kulturen dieser Welt existiert. Wir wollen als Jugendliche das Getränk, das wir auch mit Erwachsensein assoziieren, lieben, obwohl wir von der bitteren Geschmacksnote zunächst abgestoßen werden. Um anderen zu gefallen und den jugendlichen „Idealvorstellungen" eines „erwachsenen" Geschmacks nachzukommen, trinken wir Bier schließlich so oft, bis wir den Geschmack des Bieres als angenehm verinnerlicht haben. Bis wir wirklich sagen können: „Ich mag Bier", und die bitteren Töne nicht mehr missen wollen.

Das gilt nicht nur für alkoholische Genussmittel. Das gilt auch für viele andere, oft auch gerade als „gesund" geltende Lebensmittel. Zahlreiche Studien haben gezeigt, dass Kinder bestimmte Gemüse- und Obstsorten zwischen acht und zehn Mal „testen", bis sie sich eine Meinung darüber gebildet haben, ob sie sie mögen oder nicht. Die Ausdifferenzierung von Geschmacksvorlieben ist daher auch eine Frage der angebotenen Vielfalt. Überwiegen in den ersten Lebensphasen noch die angeborenen Geschmackspräferenzen, so werden diese bei Heranwachsenden von äußeren Reizen und zunehmend auch von rationalen Entscheidungen überlagert.

Ethische und rationale Überzeugungen beeinflussen unser Geschmacksempfinden dann mehr und mehr.

Menschen, die sich gesund ernähren wollen und bestimmte Lebensmittel (etwa Brokkoli oder Cranberries) aus „ernährungswissenschaftlichen Gründen" für gesund halten, finden auch tatsächlich Geschmack an diesen Lebensmitteln. Und Menschen, die in eine Gruppe hineinwachsen oder sozial aufsteigen wollen, „imitieren" das angestrebte Geschmacksideal. Unser Geschmacksempfinden ist daher immer auch ein Ergebnis interaktiver Konstruktion. „Erst wenn man davon überzeugt ist, dass Kaviar und ein trockener Martini etwas Köstliches sind, kann man Geschmack daran finden."[13] So wird Geschmack auch verinnerlicht und damit zum Handlungsantrieb, der die zukünftige Auswahl von Nahrung und Speisen leitet. Das gilt natürlich auch umgekehrt: Wenn man davon überzeugt ist, dass es unmoralisch ist, Tiere zu essen, wird man bald keinen Geschmack mehr an Rindersteaks oder Hühnerbrüsten finden – und Ersatzprodukte aus Tofu mögen lernen.

Natürlich beruht Geschmack zunächst auf taktilen und thermischen Geschmacksempfindungen, aber er entfaltet sich erst, wenn er sich mit einer Reihe anderer sinnlicher Empfindungen, vor allem dem Geruchssinn, der viel feiner und nuancierter ist, vermischt. Nicht zu vergessen Ohren und Augen und Tastsinn, die ebenfalls Informationen (die im Gehirn auf unterschiedlichen Wegen zusammenkommen) zum „Geschmackssystem" beitragen. Wie der Historiker Alain Corbin sehr anschaulich dargelegt hat,[14] resultiert der Geruchssinn aber noch sehr viel mehr aus einer sozialen Konstruktion und unterliegt seit dem 19. Jahrhundert bis heute starken Veränderungen.

Jenseits des Geschmackssystems der Sinne bildet sich Geschmack letztlich nur, wenn er durch die „Filter mentaler Kategorien"[15] gegangen ist. Und das gilt auch dann, wenn wir glauben, uns allein der Logik des reinen Genusses hinzugeben. Es ist die sich im Reden über das Essen immer wieder wandelnde Vorstellung von Gutem und Schlechtem, von Köstlichem und Ekelhaftem, das die Gesamtheit der Stimuli, die unsere Sinne liefern, regelt. Welcher Geschmack als angenehm empfunden wird, ist keine natürliche Eigenschaft der Lebensmittel oder Speisen, sondern eine kulturelle Zuschreibung, an der sich die Esserinnen und Esser orientieren und die sie weitgehend übernehmen. Die hedonistische Bewertung von Geschmack beeinflusst die Entstehung von Präferenzen und Aversionen, wobei individuelle Erfahrungen eine wichtige Rolle spielen. Als „eigener" kann Geschmack erst ausgewiesen werden, wenn er sich von den angeborenen und einsozialisierten Präferenzen ein Stück weit emanzipiert und sich nicht nur am sozialen Gruppengeschmack orientiert. Und das setzt bewusste Auseinandersetzung und „(Weiter-)Bildung" voraus, die auch über das „sensible Reagieren" auf „Organforderungen" hinausgeht, die ja auch nur gehört werden können, wenn wir in der Lage sind, sie zu übersetzen. Und die Übersetzung ist ohne „Bildung", ohne Wissen nicht möglich,[16] und sie kann wie jede Übersetzung stets nur eine Annäherung sein.

Auch ein kulinarisches Geschmacksurteil muss sich begründen lassen

Immanuel Kant war der Erste, der dem Geschmacksurteil die Würde eines Urteils gab. Seine Kritik der ästhetischen Urteilskraft beschreibt das freie Spiel der Erkenntniskräfte, die das Schöne in uns auslöst. Es führt zu einem Zustand der ästhetischen Lust, der uns dann ein positives Geschmacksurteil fällen lässt. Damit unser Urteil über das Schöne verbindlich werden kann, müssen wir freilich von rein privaten, individuellen Vorlieben absehen und es, wie Kant es formuliert, mit „interesselosem Wohlgefallen"[17] betrachten.

Kants Ideen waren wichtig für ein immer stärker werdendes Bürgertum, das sich ohne Kirche und Staat selbst darauf einigen wollte, was schön, gut und geschmackvoll ist, und er betonte die Bedeutung eines öffentlichen Geschmacksurteils neben der bloßen Privatmeinung. Denn es ist etwas ganz anderes zu sagen, mir schmeckt das oder mir gefällt das, oder zu sagen, das ist köstlich oder schön, und diese Aussage auch zu begründen beziehungsweise begründen zu können. Und das heißt nicht nur einen subjektiven Gemütszustand auszudrücken (wofür wir keine Begründung brauchen), sondern über einen Gegenstand – ob über ein Kunstwerk, ein Kleidungsstück, über ein Lebensmittel oder eine Speise – ein Geschmacks-*Urteil* zu fällen. Das schließt ein, dass wir beanspruchen, dass Menschen, wenn sie sich mit dem jeweiligen Gegenstand ebenfalls ernsthaft auseinandersetzen, diesem Urteil beipflichten oder es mit Argumenten widerlegen können.

„Auf den Geschmack kommen", das heißt also immer auch, einem Gegenstand (ob einem Kunstwerk, einem Kleidungsstück, einem Lebensmittel oder einer Speise) etwas abzugewinnen, an ihm besondere Eigenschaften zu erkennen beziehungsweise zu entdecken. Und dies ist ohne den Umweg über die Sprache nicht möglich.[18] Erst die Sprache und das Miteinander-Sprechen ermöglichen uns intersubjektive Kriterien zu formulieren, anhand derer wir ein auch für andere überprüfbares Urteil über besondere Eigenschaften (Qualitäten) eines Lebensmittels oder einer Speise festmachen können. Und erst wenn wir bewusst differenzieren, also vergleichen, abwägen, unterscheiden und darüber auch sprechen können, werden wir fähig, einen *eigenen* Geschmack zu entwickeln, der nicht bloß von einem Gruppengeschmack geprägt ist, sondern sich von diesem bis zu einem bestimmten Grad auch emanzipieren kann. Erst wenn er in diesem Sinne wirklich zu einem *eigenen* geworden ist, wenn er nicht mehr nur an natürliche und enkulturierte Präferenzen gebunden ist, kann der eigene Geschmack auch als *individuelle* Orientierungshilfe bei der Auswahl, Zubereitung und Beurteilung von Speisen dienen.

Das Zusammenspiel aller Sinne – gekoppelt mit persönlichem Erinnerungsvermögen und einer im Austausch mit anderen immer wieder zu überprüfenden „kulinarischen Theorie" – erlaubt es uns also erst, eine Speise zu bewerten. Denn Geschmack ist mehr als zwischen süß, salzig, bitter, sauer und umami unterscheiden zu können.[19] Es sind nicht nur die Aromen, auch die Wahrnehmung der Texturen (hart, kross, schmelzend, weich etc.) und die Temperaturen sowie die zeitlich sich im Mund unterschiedlich entfaltenden Empfindungen, die wir als Geschmack wahrnehmen. Und es ist immer auch das Wissen über die unterschiedlichen Eigenschaften von Produkten, etwa die Größe und Konsistenz einer Hühnerbrust von einem freilaufenden Rassehuhn (z. B. eines Sulmtalers) im Unterschied zu einer vom im Käfig herangewachsenen Hybridhuhn, das unsere Geschmacksbeurteilung beeinflusst.

Über natürliche und kulturelle Geschmackspräferenzen

Unsere Sinne sind nicht starr, sondern können wie unsere Muskeln und unser Gedächtnis trainiert werden. Sie entwickeln sich mit zunehmender Erfahrung, mit dem bewussten Vergleich von Lebensmitteln und Speisen in unterschiedlicher Qualität. Und je früher wir mit diesem Training der Sinne beginnen, umso besser. Mit Kindern über einen Wochenmarkt zu gehen und gemeinsam mit ihnen die Fülle der Formen und Farben von Obst und Gemüse zu erforschen, trainiert alle Sinne. Ist der Andrang nicht zu groß, gehen die meisten Obst- und Gemüsehändler auch gerne auf Fragen ein, lassen Kinder an Melonen klopfen und erklären ihnen, wie es klingen muss, wenn sie die richtige Reife haben. Das trainiert den Hör- und Tastsinn. Auf Wochenmärkten mit unverpackten Lebensmitteln darf auch gekostet werden: der unterschiedliche Geschmack einer hellen Muskattraube oder einer blauen Burgundertraube oder die unterschiedliche Konsistenz von reifen oder unreifen Tomaten, Pfirsichen oder Erdbeeren.

So können wir im Wechselspiel von unmittelbaren sensorischen Geschmackseindrücken und kognitiven Geschmacksvorstellungen unseren eigenen Geschmack immer differenzierter entwickeln. Damit gleichen wir Schritt für Schritt auch den „erfahrungsbedingten Sensibilitätsverlust" aus, mit dem der Ernährungswissenschaftler Guido Ritter[20] das Phänomen bezeichnet, dass wir aufgrund des regelmäßigen Verzehrs aromatisierter Lebensmittel aus industrieller Produktion den natürlichen Geschmack eines Produkts gar nicht mehr kennen und ihn folglich (mangels ausreichender Gelegenheiten, ihn erfahren zu können) auch nicht mehr mögen. Zwar zerstört der Verzehr von Aromen – ob „natürlich" hergestellt wie etwa ein aus Tomaten gewonnenes Erdbeeraroma oder synthetisch produziert wie Ethylvanillin – nicht die Geschmacksnerven, wie es populärwissenschaftliche Kampfschriften gegen die Nahrungsmittelindustrie immer wieder behaupten, aber das Gehirn speichert bestimmte Präferenzen ab.

Wie früh diese Präferenzen antrainiert werden und wie nachhaltig sie unseren Geschmack prägen, konnte eine deutsche Studie anhand von Vanillin, des weltweit am meisten eingesetzten Aromas, anschaulich zeigen. Früher wurde der Babymilch in Deutschland oft Vanillin zugesetzt. Bei einer Studie wurden heute 30- bis 40-jährige Probanden gebeten, zwei Ketchup-Sorten geschmacklich zu bewerten. Eine davon war mit Vanillin aromatisiert, in derselben Konzentration wie damals die Babynahrung. Zwei Drittel der Versuchspersonen, die diese Kost früher erhalten hatten, bevorzugten den Ketchup mit Vanille-Zusatz, aber nur 30 Prozent der ehemaligen Stillkinder.[21]

Dies ist einer der Gründe, warum die auf den ersten Blick charmante Theorie, dass der Körper ganz allein mit sich zurechtkommen könne, weil er „weiß", was ihm guttut und wie viel davon, dass unsere „kulinarische Körperintelligenz" (Uwe Knop) oder unser „Darmhirn" (Uwe Pollmer[22]), also das enterische Nervensystem (ein hochsensibles und komplexes System von Nervenzellen, das den Magen-Darm-Trakt überzieht), uns ohnehin sagen könne, was unser Körper braucht, auf sehr wackeligen Füßen steht. Auch der Hinweis, dass sich der Mechanismus des „Datenverkehrs" im enterischen System über Jahrmillionen entwickelt und bewährt habe, geht ins Leere, weil das Lebensmittel- und Speisenangebot in unseren Supermärkten, in den Gastronomiebetrieben und heimischen Kühlschränken sich heute radikal von dem unterscheidet, was uns und unserem „Darmhirn" bis zur Industrialisierung und Globalisierung unserer Nahrungsmittelproduktion zur Auswahl stand.

Und das heißt, dass wir den gordischen Knoten der persönlich und in Übereinstimmung mit unserem Körpergefühl als richtig empfundenen Ernährung tatsächlich nur mit der Entwicklung eines reflektierten eigenen Geschmacks durchschlagen können, der sich weder auf natürliche Präferenzen noch auf symbolische Ordnungen verlassen kann. Und dass wir dazu verdammt sind, dieses Schwert (den eigenen Geschmack) in der kulinarischen Praxis und im aufwendigen Diskurs mit anderen selbst zu schmieden und immer wieder neu zu schärfen; dass wir die Kriterien für die Nahrungswahl und unser Essen mit uns selber immer wieder ausverhandeln müssen. Und dass wir uns dabei am besten von der Frage leiten lassen, warum es sich zu leben lohnt, und nicht von lustfeindlichen Verboten und selbstbeschränkenden Ernährungsfundamentalismen.

„Ein Leben ohne Feste ist ein weiter Weg
ohne Wirtshäuser."

DEMOKRIT

Essen macht Spaß und gutes Essen macht sehr viel Spaß.
Ein Plädoyer für das Genießen

Irgendwann im Sommer 2014 platzte Jakob Strobel y Serra, seines Zeichens Redakteur der *Frankfurter Allgemeinen Zeitung*, der Kragen. Er war nicht der Erste und er wird auch nicht der Letzte sein, der sich gegen immer fundamentalistischere Gesundheits- und Ethikapostel wehrt, die sich anschicken, den „gesunden Menschenverstand von Küche und Tisch" zu vertreiben. Aber sein Aufschrei war lauter, wütender: „Feiert Orgien mit Messer und Gabel!", rief er seinen Leserinnen und Lesern zu: „Essen macht Spaß. Und ein sehr gutes Essen macht sehr viel Spaß. Das muss einmal gesagt werden, selbst wenn es in den Ohren jedes vernunftbegabten Menschen wie die banalste Selbstverständlichkeit klingt."[1]

Dass es ausgerechnet in unserer Wohlstandsgesellschaft mit ihren unzähligen Genussangeboten keine Selbstverständlichkeit mehr sein soll, gutes Essen auch tatsächlich genießen zu können, ist nicht nur eine subjektive Beobachtung eines kulinarischen Wutbürgers, der sich in einer Welt immer fremder fühlt, in der nicht mehr Lust und Geschmack, sondern Gesundheit und Moral die Diskussion um das Essen diktieren. Das belegt auch eine Studie des Instituts *Rheingold Salon* im Auftrag von *Diageo* und *Pernod Ricard* über die Rolle, die der Genuss im Leben der Deutschen spielt[2] – nämlich eine ausgesprochen ambivalente. Zwar macht Genuss für 91 Prozent der Befragten das Leben erst lebenswert, aber ganze 46 Prozent haben der Studie zufolge den Eindruck, dass es ihnen im stressigen Alltag immer seltener gelingt, wirklich etwas zu genießen – bei den Jüngeren sogar 55 Prozent.

Warum man sich Genuss nicht verdienen muss und man dem Tod gegenüber gelassener sein sollte

Der „Stress" im Alltag freilich ist nicht bloß beruflichen und familiären Belastungen geschuldet. Neben neoliberalen Effizienzanforderungen, die sich nicht nur an unsere Arbeit, sondern – damit zusammenhängend – auch an unseren Körper richten (Fitness und Schönheit als Karrierevoraussetzungen), bringen auch moralisch aufgeladene Gesundheitsnormen und überzogene ökologische und ethische Ideale das Genießen in Verruf.[3] Nicht zuletzt drückt sich unser ambivalentes Verhältnis zum Genuss für viele darin aus, dass er, um sich ihn „erlauben" zu dürfen, nach einer Legitimation durch zuvor erbrachte Leistungen verlangt: Nur ein Prozent der in der erwähnte Studie Befragten glaubt *nicht*, sich Genuss zuerst „verdienen" zu müssen. Und nur zehn Prozent gestehen ein, sehr häufig Genussmomente zu erleben, in denen sie auch mal etwas Verrücktes machen – also etwas Sinnliches, Provokantes, etwas Verruchtes, jenseits des sozial Akzeptierten. Das ist aber genau das, wonach sich ein Großteil (66 Prozent) – zumindest gelegentlich – sehnt: auch mal unvernünftig sein und alle fünf gerade sein zu lassen, eine Flasche Champagner aufzumachen, selbst wenn sich das Haushaltsgeld zu Ende neigt, oder ein saftiges Steak zu essen, auch wenn der Hausarzt gerade überhöhte Cholesterinwerte gemessen hat; High Heels anzuziehen und die bewundernden Blicke der Männer zu genießen, auch wenn dann abends die Füße schmerzen.

Vernünftig ist das nicht. Und doch haben wir, wenn wir uns diese Genussmomente regelmäßig versagen, das Gefühl, am Leben vorbeizuleben. Und ahnen, dass ein ständiges Kontrollverhalten in Kombination mit einem rigiden Gesundheitsverständnis ein „Teil des Problems [ist], das wir mit dem guten Leben haben, und nicht dessen Lösung"[4]. Denn ein überzogenes Kontroll- und Gesundheitsverhalten ist immer auch auf Verzicht ausgerichtet, nicht nur auf Verzicht vermeintlich oder tatsächlich gesundheitsgefährdender „Genussmittel", sondern auch auf Verzicht auf soziale Interaktion: auf Ausgelassenheit, Feiern, Überschreitung und – ja: Wagnis. Denn letztlich, davon ist auch der Philosoph Robert Pfaller überzeugt, kann man nur dann richtig genießen, wenn man nicht um jeden Preis am Leben festzuhalten versucht. Und auch wenn es auf den ersten Blick ungeheuerlich erscheint: „Dem Tod gegenüber gelassen zu sein, ist eine entscheidende Voraussetzung, um überhaupt zu leben."⁵

Nachvollziehbar wird der Satz vielleicht erst dann, wenn wir das Feld der Ernährung und der Genussmittel verlassen und zum Beispiel an gemeinsame Skiurlaube, Tauchgänge und Bergwanderungen denken, an Tätigkeiten, die vielen Menschen Spaß bereiten, und ihnen – gerade wenn sie sich ihnen furchtlos hingeben (und vielleicht ein bisschen zu schnell den Hang hinunterwedeln, mitunter etwas zu tief oder lang tauchen oder eine etwas anspruchsvollere Route zum Gipfel wählen) – intensive Erlebnisse ermöglichen; Erlebnisse, durch die sie sich als *lebendig* erfahren können. All diese Aktivitäten beinhalten immer auch Momente der Gefahr. Man kann sich verletzen und sogar sterben. Und dennoch bereiten sie uns Lust, dennoch betreiben wir sie, ohne ständig Angst vor Verletzungen oder gar tödlichen Unfällen zu haben.

Wenn die Gelassenheit gegenüber dem Tod die Voraussetzung ist, um überhaupt zu leben, dann sind Loslassen-Können und Sich-Einlassen-Können die wichtigsten Voraussetzungen für Genusserfahrungen. Genießen besteht ja immer aus zwei Bewegungen: aus Befreiung und Hingabe; sich vom Über-Ich-Diktat, von den Geboten der Gesundheit, der Effizienz und der Vernunft in bestimmten Situationen und Momenten zu befreien und sich dem Objekt des Genusses hinzugeben. Ob es ein Stück Schokolade ist, ein Glas Wein, ein mehrgängiges Abendessen, eine Zigarre, ein Sonnenuntergang am Meer, ein Blick von einem Berggipfel bei klarem Wetter oder eine heiße erotische Begegnung an einem nebeligen Novembertag in irgendeinem Hotelzimmer.

Dass das vielen so schwerfällt (für über die Hälfte der im Rahmen der erwähnten Genuss-Studie Befragten trifft das nach eigenen Angaben zu), hat in der alltäglichen Praxis fatale Folgen: Einerseits stehen die Menschen unter einem ständigen „Genuss-Druck", weil sie unbedingt an den multiplen Genussoptionen, die ihnen im kapitalistischen Schlaraffenland überall und zu jeder Zeit offeriert werden, partizipieren und auch selbst Genießer und Genießerinnen sein möchten. Andererseits sind sie Gefangene ihres „Genuss-Neids" gegenüber jenen, die tatsächlich oder auch nur in der Wahrnehmung der Neider in der Lage sind, die Genussangebote anzunehmen und auszukosten. Das Genießen des Anderen wird von den Genuss-Neidern dann als Belästigung wahrgenommen: Jede Raucherin, die ihnen durch ihr elegantes Benehmen angenehm erscheinen müsste, jeden Connaisseur, der sich, indem er sie auf ein Glas Bordeaux einlädt, als großzügig erweisen möchte, jede Gastgeberin, die sie auf einen mit Hingabe zubereiteten Pot-au-feu einlädt, empfinden sie eher als heteronome Zumutung, als Angriff auf ihre „seelische Reinheit und Lust-Autonomie", das heißt, auf ihre „narzisstische Integrität" [6]. Das Angebot zur Geselligkeit, zum gemeinsamen Genießen, verkehrt sich in der Wahrnehmung des Genuss-Neiders und der sich unmäßig Mäßigenden flugs zum rücksichtslosen Egoismus der Raucherin, des Weintrinkers oder der Omnivore.

Warum sich Genuss und Gesundheit nicht ausschließen

Das Problem dabei ist, dass sich die neurotische Sensibilität für alles, was stören könnte, kaum zufriedenstellen lässt: Auf den störenden Tabakgeruch folgt nun der störende Geruch gebratenen Fleisches, auf die störenden künstlichen Zusatzstoffe in Lebensmitteln die störenden natürlichen Inhaltsstoffe wie Laktose und Gluten. So bekommt unser Verhältnis zum Genuss etwas Zwanghaftes und hemmt in der Folge nicht nur die eigene Genussfähigkeit, sondern trägt auch – in einer Gesellschaft, die von Genussangeboten nur so strotzt – zu einer genussfeindlichen Kultur bei, die diese Angebote undifferenziert entwertet.

Dabei wissen wir aus vielen Studien, dass einander Genießen und Gesundheit keineswegs ausschließen.[7] Im Gegenteil: Genießer treiben statistisch gesehen sogar öfter Sport, ernähren sich gesünder, weil vielfältiger und damit auch ausgewogener, sie sind öfter an der frischen Luft, seltener einsam oder depressiv und ergreifen auch häufiger Maßnahmen zur Krankheitsprophylaxe.[8] Die eigene Genussfähigkeit zu fördern, den Genuss genießen zu können, sprich ein freies, wenn auch differenziertes Genussverhalten zu entwickeln, befördert also nicht nur unsere Freude am guten Leben, sondern auch ein Alltagsverhalten, das uns vor den Exzessen des Genießens[9] bewahrt, für die ja gerade jene anfällig sind, die sich in ihrem Essverhalten ständig kontrollieren.

Der Philosoph Robert Pfaller weist in diesem Zusammenhang auf den sozialen Aspekt des Genießens hin, der im „kulturellen Gebot der Überschreitung"[10] aufgehoben ist. Erst das gemeinsame Genießen ermöglicht uns, den Zugang zu unserer Lust und unserer vollen Genussfähigkeit zu finden, weil wir als Individuen nicht über die Gesamtheit unserer Lustbedingungen verfügen (und deshalb immer auf andere angewiesen sind, die uns neue Wege zur Lust und zum Genuss weisen) und weil „die Anordnung zur Überschreitung die Ordnung davor bewahrt, selbst zu einem obszönen Exzess zu geraten"[11]. Darauf zielt auch Epikurs Bemerkung ab, dass man auch im „kargen Leben" maßhalten müsse: „Wer das nicht beachtet, erleidet Ähnliches wie derjenige, der in Maßlosigkeit verfällt"[12], weil sonst auch die Mäßigung übertrieben wird und zu einem Exzess des Maßhaltens verkommt.

Wie aber können wir unsere Genussfähigkeit entwickeln und sowohl der unmäßigen Mäßigung als auch dem unmäßigen Exzess entkommen? Die erste Regel dazu muss heute wohl lauten, nicht alles zu glauben, was uns als Ernährungsrisiken aufgetischt wird. Eine weitere wesentliche Voraussetzung ist die Aufmerksamkeitsfokussierung. Damit meinen Rainer Lutz und Eva Koppenhöfer in ihrem schon 1983 erschienenen Buch „Kleine Schule des Genießens"[13] in etwa das, was wir weiter oben als Los- und Sich-Einlassen-Können beschrieben haben. Nur wenn wir unsere Aufmerksamkeit gezielt auf konkrete Dinge und Tätigkeiten lenken, können wir diese auch genießen und positive Gefühlserlebnisse erzeugen. Das gilt auch beim Essen. Wer schnell und gierig isst, wer sich nebenbei anderen Tätigkeiten widmet, die selbst Aufmerksamkeit erfordern und damit vom Essen ablenken, kommt weder zum Schmecken noch dazu, sich über die Empfindungen des Geschmacks zu freuen. Neben einem flüchtigen optischen Eindruck bleibt meist nur das kurze Nachspiel der Konsistenzen im Mund. Im Extremfall führt das unkonzentrierte Essen gar so weit, dass man nicht einmal mehr merkt, dass man isst. Denn wenn Essen zur Nebentätigkeit degradiert oder als Ersatzbefriedigung missbraucht wird, wird es aller sinnlichen Komponenten beraubt.

Warum man ohne Wissen nicht genießen kann

Neben der Aufmerksamkeitsfokussierung sind gut geschulte Sinne eine weitere Basis, um wirklich genießen zu können. Die Sinne – hier insbesondere die Nahsinne

Riechen, Tasten und Schmecken – sind das Werkzeug zur Erfahrung und Aneignung der Welt, noch ehe wir die Sprache erwerben und uns damit auch kommunikativ und kognitiv die Welt aneignen können.

Mit den Nahsinnen können wir beim Essen unmittelbare eigene Erfahrungen machen. Je seltener jedoch die Gelegenheiten werden, solche Erfahrungen auf unterschiedlichen Ebenen – beim Einkaufen, Zubereiten, Kochen und Essen – zu machen, desto mehr sind wir auf unsere Fernsinne, das Sehen und Hören, angewiesen. Mit diesen Sinnen werden unsere eigenen Erfahrungen durch Fremderfahrungen ergänzt, vielfach auch überlagert. Das ist einerseits wichtig, weil es allein mit der Zunge und mit der Nase nicht getan ist, weil Genuss immer auch Wissen braucht. Erst das Wissen, erst ein bestimmtes Maß an kulinarischen Kenntnissen sensibilisiert uns für den Genuss, gibt unseren Nahsinnen eine „Stimme". Denn dem „naiven", dem „unbesprochenen" Geschmack bleiben viele kulinarische Freuden verwehrt.

Die kulinarischen sind dabei den ästhetischen Erfahrungen nicht unähnlich. So wie der Reisende wissen muss, was er sehen will, um es nicht zu übersehen und um das Gesehene angemessen wahrnehmen zu können, so wie der Kunstinteressierte sein Interesse, das heißt, seine kognitive Anteilnahme am Kunstgeschehen immer weiter intensiviert und seine Kenntnisse über Kunst und Kunstgeschichte erweitert, um Kunstwerke besser erfahren zu können, so muss auch der Genießer „wissen" oder zumindest eine Vorahnung davon haben, was ihn beim Verkosten eines Lebensmittels oder beim Verspeisen eines Menüs erwartet. Nur wenn er dabei auf ein Repertoire von kognitiv verarbeiteten Sinneseindrücken, Geschmackserfahrungen und Lebensmittelkenntnissen zurückgreifen kann, eröffnet sich ihm das gesamte Potenzial des geschmacklichen Reichtums einer Speise. Denn diesen kann man nicht nur mit den Papillen auf der Zunge und im Gaumenraum erfahren. Er macht erst durch die gedankliche Übersetzung der chemischen und physikalischen „Sinnesreize" *Sinn*. Und eine solche Übersetzung ist immer auch über Kultur vermittelt, also Ergebnis gesellschaftlicher Entwicklung. Je besser wir diesen Zusammenhang verstehen, desto mehr gibt uns auch das Essen.

Der Autor und Journalist Thomas Rietzschel hat zu Recht darauf aufmerksam gemacht, dass in der Ablehnung des Kulinarischen durch die Nationalsozialisten („ihr heuchlerisches Lob des ‚Natürlichen'") sich auch ihre „Missachtung der Kultur" offenbarte. Wenn heute wieder das Loblied eines „natürlichen Geschmacks" gesungen wird, „der unbeeinflusst sein soll von dem, was man den Speisen nachsagt", wenn Essrituale und Speisetraditionen, in denen unsere kulturelle Erinnerung und Erfahrung aufgehoben sind und die im Zuge des Kochens und Essens weitergetragen und weiterentwickelt werden, aus ethischen oder gesundheitlichen

Überlegungen diskreditiert werden, dann kann man darin – so wie Rietzschel – auch „ein bedenkliches Zeichen der Regression" sehen.[14]

Umgekehrt freilich öffnen wir der grassierenden Skepsis gegenüber unseren Nahrungsmitteln und dem Generalverdacht gegen verarbeitete Lebensmittel (ob in der Industrie oder in der Gastronomie) Tür und Tor, wenn wir uns nur mehr auf das Gehörte und Gelesene verlassen und die Informationen, die tagtäglich auf uns eindringen, nicht durch eigene Geschmackserfahrungen erden. Dann nähren wir oft mehr unsere Ängste als unseren Körper, dann genießen wir mehr den kolportierten Schrecken als unsere Freude am Trinken und Essen. Wenn wir etwa – was heute relativ häufig ist – mehr über mögliche Schadstoffe im Schweinefleisch und gesundheitliche Gefahren beim Konsum eines Schnitzels Bescheid wissen als darüber, welche Teile eines Tieres sich für welche Art von Zubereitung am besten eignen, dann ist dies Ausdruck einer Entfremdung, mit der auch ein Verlust unserer Geschmackskompetenz und Genussfähigkeit einhergeht und die uns anfällig macht, jeden Unsinn zu glauben.

Der Schulung der Nahsinne kommt daher nicht nur bei der Entwicklung der Genussfähigkeit eine wichtige Rolle zu. Sie kann uns, indem sie das Vertrauen in die eigene Wahrnehmung stärkt, nicht nur gegen manch falsche Genussversprechen der Nahrungsmittelindustrie immun machen, sondern auch ein Stück weit gegen

die hysterischen Dauerwarnungen der Ernährungs-
apokalyptiker.

Freilich können wir Geschmack und Qualität eines
Lebensmittels oder einer Speise nur dann wirklich erfahren, wenn wir uns – neben der Zeit zur kulinarischen
Bildung – auch Zeit zum Schmecken nehmen. Lang-
samkeit ist also eine weitere *conditio sine qua non* des
Genießens. Langsam zu essen heißt nicht nur, ohne
Gier zu essen, sondern auch den begehrlichen, primär
auf Sättigung zielenden Aspekt des Essens in den Hintergrund treten zu lassen und der Empfindung des Geschmacks den Vortritt zu lassen. Erst auf diese Weise
geht, wie Heidrun Merkle in ihrer „Geschichte des Genießens" bemerkte, Genuss mit Freiheit einher.[15]

Ein genuss- und zugleich maßvolles Essverhalten
wird nicht durch Askese oder genussfeindliche Regeln
und Vorschriften gefördert, sondern durch die Auseinandersetzung mit den eigenen Bedürfnissen und
Emotionen. Das schließt auch ein, ab und an beherzt
über die Stränge zu schlagen, das Maß zu überschreiten,
sich im Augenblick und im gemeinsamen Feiern zu verlieren. Auch mal unvernünftig zu sein!

„Wer essen will, ohne sich auf
die Kochkunst zu verstehen,
wird über die dargereichten Speisen
kein sicheres Urteil fällen können."

PLATON

Kochen oder nicht kochen?

Keine Frage: Wer gerne, mit Leidenschaft und Ambition auch im Alltag selber kocht, hat die besten Chancen, sich nicht nur kulinarisch zufriedenstellender, sondern auch gesünder zu ernähren. Die regelmäßige Zubereitung von Speisen aus frischen Ausgangsprodukten führt zu mehr Know-how über unterschiedliche Qualitäten und gute saisonale Verfügbarkeit, zu einem wachsenden Interesse an und zu besseren Fertigkeiten bei der Zubereitung, zu einer größeren Vielfalt in der Speiseplanung und damit auch zu einer mit Blick auf die Nährstoffe ausgewogeneren Ernährung. Ganz abgesehen davon, dass man damit die verpönten Zusatzstoffe, Geschmacksverstärker, Aromen, Farbstoffe und Konservierungsmittel umschiffen kann und den überhöhten Zucker- und Salzgehalt, den Ernährungswissenschaftler und Verbraucherschutzorganisationen regelmäßig an Fertigprodukten kritisieren, dann nicht mehr der Nahrungsmittelindustrie in die Schuhe schieben kann, sondern selbst verantwortet. Insofern sind die Tipps zahlreicher Ernährungsratgeber, Kochbuchautorinnen und Gourmetschreiber (von Michael Pollan bis Jürgen Dollase) natürlich richtig: Selber kochen kann ein Schritt in Richtung eines kulinarisch und physiologisch optimierten Essverhaltens sein; sofern unter „Kochen" mehr verstanden wird als das Aufwärmen von Fertig- oder Halbfertigprodukten.

Die neue Kochleidenschaft und welche Rolle dabei das Kochbuch spielt

Tatsächlich scheint das *wirkliche* Kochen wieder im Aufwind zu sein. Der Boom an TV-Kochsendungen und Rezeptbüchern, die wachsende Anzahl von Kochschulen und Genussseminaren, die Renaissance der Wochen- und Bauernmärkte, nicht zuletzt die enorme Vielfalt an Food-Blogs und das Phänomen der Food-Fotografie in den Sozialen Medien sind unübersehbare Indizien. Zwar rätselt die Fachwelt, ob sich im Kochbuch-Boom und den anderen genannten Phänomenen tatsächlich ein gesteigerter Bedarf an kulinarischem Wissen und eine wachsende gelebte Kochpraxis ausdrückt oder ob der Boom bloß Beleg für die kulturwissenschaftliche Theorie der Interpassivität ist, mit der Robert Pfaller das paradoxe Phänomen des „delegierten Genießens" beschreibt[1]: Die Lektüre als Ersatzhandlung, bei der das Lesen von Rezepten, das Betrachten von kunstvoll inszenierten Food-Fotos anstelle des Kochens selbst tritt. Kurz: Statt sich selbst am Kochen zu erfreuen, ergötzen wir uns bloß noch am Genießen des Anderen. Aber ist das wirklich so?

Vieles spricht dafür, dass es sich nicht um ein Entweder-oder handelt. Vielleicht sind die beeindruckend gestalteten Kochbücher für uns ja auch so was wie gedruckte Schaufenster. Und wir flanieren durch die illustrierten Seiten wie durch Fußgängerzonen und Einkaufsmeilen, werfen einen Blick in die Edel-Auslage, schlendern weiter zu den Fenstern mit den Sonderangeboten; finden, dass uns das entzückende Verbene-Dessert mit dem karamellisierten Zitronat gut stehen würde; werden ein wenig neidisch, weil wir uns das Kobe-Steak ja doch nicht leisten können. So wie Window Shopper immer wieder auch Real Shopper sind, so finden sich vermutlich auch Kochbuch-Flaneure immer öfter in der Küche wieder. Dass Kochbücher die Etalage des modernen Cookovoren sind, des „kochenden Affen", wie der britische Anthropologe Richard Wrangham den Menschen nennt, und sich vom nüchternen Hausfrauen-Ratgeber zum Lifestyle-Produkt gewandelt haben, markiert so oder so einen Wandel in unserer Esskultur. Diese ist zwar stark vom Außer-Haus-Konsum und – in den eigenen vier Wänden – einer Convenience-Küche geprägt. Aber das bedeutet auch, dass das Versorgungskochen, das bislang vor allem den Frauen aufgehalst wurde, nicht mehr täglich geleistet werden muss.

Damit hat zwar einerseits die Kochkompetenz abgenommen,[2] andererseits aber wurde das Kochen selbst aus der Pflicht entlassen. Als Kür und als Hobby findet es folglich wieder zurück in unsere Wohnungen. Und dafür braucht es Kochbücher: Zur Kompensation des nicht mehr vorhandenen Know-hows ebenso wie zur Inspiration für lustbetontes Kochen, das vor allem durch Jamie Olivers Bestseller ein breiteres und vermehrt auch männliches Publikum erfasst hat. Auch jenseits der wachsenden Foodie-Szene, die eher zu den bibliophilen Kulinarika von Alain Ducasse bis Yotam Ottolenghi greift.

Dass viele Hochglanzkochbücher das Schicksal von Kunstbänden ereilt und sie als Geschenke im Bücherregal verschwinden, ist nicht immer nur der Kochfaulheit der Beschenkten anzulasten; vielfach handelt es sich gerade bei solchen Büchern auch bloß um personalisiertes Produktmarketing von Spitzen- oder Fernsehköchen ohne nennenswerten Gebrauchswert. Darüber hinaus spiegelt das Kochbuch-Angebot aber auch Trends wider, die nicht bloß schnelllebigen Moden entsprechen: Zunehmende Formen von Nahrungsmittelallergien und Unverträglichkeiten, ein wachsendes Misstrauen gegen die Lebensmittelindustrie, der Megatrend Gesundheit und die steigende Sensibilität gegenüber der industriellen Fleischproduktion verstärken die Nachfrage nach individuellen Alltagslösungen – von glutenfreien Gerichten bis zu vegetarischen Alternativen, für die es vor allem im deutschsprachigen Raum lange Zeit keine gelebte Küchentradition gegeben hat. Die neuen Gemüsekochbücher, die zurzeit den Kochbuchmarkt prägen – von Tim Mälzers „Greenbox" bis Katharina Seisers und Stevan Pauls „Deutschland vegetarisch" –, sind daher auch für gestandene Köche und Köchinnen eine willkommene, lang ersehnte Bereicherung.

Wie Foodies das System der Lebensmittelproduktion bereichern

Auch der Anbau von Obst, Gemüse und Kräutern auf dem Balkon oder der Fensterbank, im eigenen oder im gemeinsam bewirtschafteten Garten ist ein Hinweis, dass sich das Kochen wieder neu erfindet. Immer mehr Menschen interessieren sich auch dafür, ihr Brot selbst zu backen, Sauerkraut selbst einzusalzen, ihren Fisch zu räuchern, Obst zu Marmeladen zu verarbeiten und Gemüse einzumachen. Das Prädikat „hausgemacht" verspricht nicht nur Geschmackserlebnisse frei von Zusatz- und chemischen Aromastoffen; auch sich selbst als Macher zu erleben und kleine Erfolge zu feiern motiviert viele Menschen dazu, selbst Hand anzulegen.[3] Für viele stellt Selbermachen einen angenehmen Ausgleich zum stressigen Alltag dar, in dem berufliche Erfolge oft länger auf sich warten lassen als das Reifen der Tomaten auf dem Balkon.

Natürlich ist das noch kein egalitäres Massenphänomen. Und auch wenn sich die neuen Foodies, verglichen mit den Gourmets alter Schule, eher antielitär und *casual* geben, so ist nicht zu übersehen, dass Kochen seit einigen Jahren zum avanciertesten sozialen Distinktionsmerkmal geworden ist. Wer kocht, hat heute nicht unbedingt Hunger, sondern vor allem Geschmack. Und den will er oder sie auch ausstellen. In den Foodie-Communities ist – wie Tobias Rüther in der *Frankfurter*

Allgemeinen Zeitung nicht ohne Selbstironie spottet –
„die Suche nach dem neuesten Rezept, dem exotischs-
ten Gewürz oder dem Gemüse, das alltäglich ist, aber
aus seiner Alltäglichkeit befreit und umcodiert wird",
längst die „aktuelle Hauptaufgabe der Bewusstseinsin-
dustrie, die wir selber sind"[4].

Die Lust am Kochen paart sich mit der Lust am Austausch von Koch-Erfahrungen und mit dem Stolz auf
das erworbene „Beschaffungswissen"; treibende Mo-
tive sind Entdeckungslust, die Suche nach sensorischen
Erlebnissen und das Ausfindigmachen meist kleiner,
biologisch wirtschaftender Premiumproduzenten.

„Jeder ist ein Künstler", sagte Joseph Beuys in den
1970ern und stellte damit den traditionellen Kunst- und
Bildungsbegriff auf den Kopf. Mehr noch als ein Künstler ist heute jeder ein Koch, ein Gärtner, eine Lebens-
mittelproduzentin. Und tatsächlich schicken sich die
Foodies nun an, auch das System der Lebensmittelproduktion wenn schon nicht auf den Kopf zu stellen, so
doch um eine nicht unwesentliche Facette zu erweitern.[5]

Kochen und Kunst vs. Kochen statt Kunst

Dass zwischen Kochen, Essen und Kunst ein tieferer
Zusammenhang besteht, darauf hat schon Epikur mit
seiner kühnen These verwiesen, dass „Ursprung und
Wurzel alles Guten [...] die Lust des Bauches [ist], auch

das Weise und Überfliegende bezieht sich nur auf dieses"[6]. Auch heute bezeichnen wir andere Formen des Wohlgefallens noch mit Begriffen, die ursprünglich aus der Beschreibung des Genusses von Nahrung stammen, wie den Sinn für das Schöne, den wir „guten Geschmack" nennen.

Seit einigen Jahren findet die „Lust des Bauches" aber eine kulturelle Wertschätzung, als wäre sie nicht der Ursprung, sondern das Ziel alles Guten. Kochen, so scheint es, ist die neue Kunst. Und es mutet wie eine pikante Ironie der Geschichte an, dass Kunst und Kunstbetrieb ein Vierteljahrhundert nach Beuys' Diktum ihre Rolle als primäre Distinktionsmittel an das Essen und Kochen verloren haben. Statt über mehr oder weniger intellektuelle Kunstdebatten vollzieht sich soziale Distinktion heute vermehrt über das Essen. Niemanden, so merkte der amerikanische Autor William Deresiewicz Ende 2012 in einem Essay in der *New York Times* kritisch an, interessiere noch, ob man etwas über Mozart, Shakespeare oder Leonardo weiß, Hauptsache man könne den Unterschied zwischen Ganache und Kuvertüre erklären.[7] Ein Phänomen, das nicht nur in New York zu beobachten ist. In Berlin, so Tobias Rüther, kann man diese Entwicklung „einmal pro Woche in der Kreuzberger Markthalle beobachten, beim *Street Food Thursday*, wo sich mit jeder Minute mehr Menschen von heute hineindrängen, die man sonst vielleicht in Galerien treffen würde, und die sich Meter um Meter anstellen für Nigerian Soulfood und koreanische Kimchi-Burger und schwäbische Spätzle und Steaks, die in Cidre eingelegt wurden"[8].

Konsequenterweise sind Köche die neuen Celebrities, die Pop- und Avantgarde-Stars des 21. Jahrhunderts: hier Jamie Oliver und Attila Hildmann, dort Ferran Adrià[9] und René Redzepi. Die jährlichen Hitlisten der weltbesten Restaurants finden heute fast schon mehr mediale Aufmerksamkeit als die Grammy Awards. Hochglanz-Gourmetmagazine wie *Fool*[10] genießen Kultstatus, gerieren sich intellektuell und hipp zugleich, sodass sich renommierte Kunst-Zeitschriften à la *Metropol* oder *Art* dagegen fast wie biedere Volkshochschulpublikationen ausnehmen.

Wie Connaisseurship zum Markenzeichen der Eliten wird

Die Kreationen der Top-Gastronomie fungieren nicht nur mehr als orale Genussmittel. Sie schmecken vor allem auch wegen der Fiktion, die sie transportieren, der „Story", die sie erzählen – oft auch deshalb, weil die „Story" gerade nicht von allen verstanden wird. Gestylte Kochbücher ersetzen das Stillleben, kulinarische Diskurse die Vernissage-Gespräche, Gourmet-Urlaube die klassischen Kultur-Reisen. Und so scheint der Wettbewerb der Regionen und Nationen um die kulinarische

Hegemonie den Wettbewerb der Museen und Festivals und das *Noma* in Kopenhagen das *Guggenheim* in Bilbao im Ranking der Sightseeing-Highlights abzulösen.

Die Genusselite (zu der sich – nicht nur aus professionellen Gründen – auch die Autorin und der Autor dieses Buches zählen) neigt dabei freilich, ähnlich anderen Eliten, leicht dazu, die gesellschaftliche Relevanz ihrer „Anliegen" und ihrer Obsessionen zu überschätzen. Sie repräsentiert die zeitgenössische Sehnsucht nach dem Glück, die „in der kenntnisreichen Beschaffung und der mit Muße durchgeführten Zubereitung von Nahrung liegt"[11] – und sich vielfach darin erschöpft.

Deresiewicz hegte noch in den 1990er Jahren die Hoffnung, dass die immer subtilere Geschmacksbildung beim Essen, das zunehmende *Connaisseurship* auch zu einer ästethischen Geschmacksverfeinerung führen werde (weil *sensual responsiveness* die Grundlage für ästethische Sensibilität sei). Tatsächlich hätte sie aber bloß dazu geführt, dass die Kulinarik anstelle der Kunst getreten sei. Zumindest die Amerikaner, so Deresiewicz, hätten es auf dem Weg der kulinarischen Sensibilisierung nicht zur *Old World sophistication* geschafft. Ein Eindruck, den man heute freilich auch in Europa bekommen kann: Restaurantkritiken, Reportagen über Premiumproduzenten und Artikel über aufregende kulinarische Kreationen sind heute auch in Qualitätsmedien häufiger und ausführlicher zu lesen als Rezensionen über Theateraufführungen, Konzerte oder Ausstellungen; Interviews mit Top-Köchen wird mehr Platz eingeräumt als Interviews mit Künstlern. Und die Food-Schreiber (von Michael Pollan über Jürgen Dollase bis Severin Corti) gelten in den Redaktionen oft mehr als Theater- oder Kunstkritiker. Tatsächlich haben sie manchmal auch ein Diskursniveau erreicht, das man im Feuilleton von Tages- und Wochenzeitungen vergeblich sucht. Sogar an Universitäten hat der *discours culinaire* Einzug gehalten und die *Theorie der Esskultur* schickt sich an, der *Ästhetischen* den Rang abzulaufen.[12]

Der neue Tugendterror: die Pflicht zum Selberkochen

Die neue Vergötterung des Kochens und das Hochstilisieren der Kulinarik zum Heilsweg für das Individuum und die Gesellschaft zeitigen aber auch noch andere Folgen. Bei der Lektüre mancher Kochbücher hat es den Anschein, dass der gute Tipp, öfter selber zu kochen und damit auch wieder ein Stück Kontrolle über seine Ernährung zurückzubekommen, schnell zum kulturellen Gebot, ja zur moralisch aufgeladenen Koch-Pflicht zu werden droht. Wer sich dieser nicht emphatisch unterwirft, sieht sich schnell als „Opfer der Lebensmittelindustrie" bemitleidet oder zu einer Drückebergerin (der Vorwurf richtet sich vor allem an Frauen) ernannt.

Insbesondere Mütter mit jüngeren Kindern bekommen das heute immer mehr zu spüren.

Die größten Blüten treibt diese neue Entwicklung in den USA. In Büchern wie Lisa Leakes „100 Days of Real Food", einem typisch neu-amerikanischen Familienkochbuchtitel (der nicht zufällig an den Frauen-Bestseller „50 Shades of Grey" erinnert), werden die Rezepte mit sentimentalen Erzählungen über die Bekehrung eines trostlos dahinvegetierenden Fast Food Junkies zu einer „Domestic Goddess" angereichert, die jeder Durchschnittshausfrau die Schamesröte ins Gesicht treiben muss. Subtiler, aber deutlich genug wird das neue Koch-Gebot in deutschsprachigen Kochbüchern und auf Rezept-Websites formuliert. Die Fetischisierung des Selber-Kochens (inklusive der impliziten Aggression gegen jene, die nicht täglich mit Töpfen und Pfannen hantieren) ist in solchen Kochbüchern freilich nicht selten einprägsamer als die darin beschriebenen Rezepte. Und die Parallelen zur auch in Deutschland und Österreich gerade wieder aufflammenden Diskussion um die frühkindliche Betreuung in Kindergärten (der nur „Rabenmütter" zustimmen) sind gewiss kein Zufall.

Mütter, die ihre Kinder nicht täglich mit biologischen Lebensmitteln bekochen, sondern auch mal eine Fertigpizza auftauen oder vom Weg aus dem Büro ein Take Away mit nach Hause nehmen, vergehen sich aber weder an der Gesundheit noch am Seelenheil ihrer

Töchter oder Söhne. Und vielleicht ist die Zeit, die sie dann mit ihnen verbringen, auch den Kindern wichtiger als die selbst gemachten Ravioli mit Mangoldfüllung.

Ja, ein selbst zubereitetes Essen, um das sich die Familie schart, kann Momente erfüllter Gemeinsamkeit erzeugen, kann ein Ausdruck der Wertschätzung und Liebe sein, selbst dann, wenn es nicht den Ansprüchen genügt, die den kulinarischen Edelfedern der *FAZ* oder der *Zeit* als Standard gelten. In seiner Verabsolutierung schlägt das Koch-Gebot leicht in sein Gegenteil um. Die Überzeugung, dass selber zu kochen das Beste sei, was man für seine und die Gesundheit der Kinder tun könne, passt gleichwohl in eine Gesellschaft, in der das Misstrauen zur Norm geworden ist. „Traue niemandem, nur dir selbst!", das ist nicht nur die Botschaft in vielen amerikanischen Familienkochbüchern, das ist auch das Mantra unzähliger Bestseller auf dem deutschsprachigen Markt, die vor „lügenden Suppen", „Essensfälschern" und „Ernährungsfallen" warnen.[13] Problematisch daran ist nicht, dass sie auf Missstände in der industriellen Lebensmittelproduktion und unseres Nahrungssystems aufmerksam machen, deren es zweifelsohne immer noch zu viele gibt; problematisch daran ist, dass sie ihre Leser zu paranoiden Essern manipulieren, ihnen Angst und schlechtes Gewissen machen; dass sie eine ganze Branche diffamieren, die sich in ihren Geschäftspraktiken von anderen nicht wesentlich unterscheidet. So als wäre ausgerechnet das Fälschen, Lügen und Fallenstellen deren Ziel und nicht – wie bei allen anderen auch – die Gewinnmaximierung. Und die wird *Apple, Sony, Samsung, BMW, Volkswagen, Dolce & Gabbana* und *Hugo Boss* nicht annähernd so oft vorgeworfen wie *Danone, Unilever, McDonald's* oder *Nestlé.* Lebensmittelproduzenten und die Systemgastronomie aber stehen ständig unter Generalverdacht. Ein Misstrauen, das längst nicht nur die Big Player trifft. Lässt sich einmal ein Bio-Produzent etwas zuschulden kommen, dann rufen alle „Bio-Lüge!" und fühlen sich danach gleich besonders schlau, weil sie mit ihrer „Geiz ist geil"-Haltung eh immer schon beim Diskonter konventionelle Ware gekauft haben und folglich auf den „Bio-Schmäh" nicht reingefallen sind.

„Es muss nicht immer Hamburger sein.
Auch Austern sind Fast Food."

CHRISTOPH WAGNER

Fast Food kann auch „slow" sein.
Eine kleine Verteidigung des bequemen Essens

Dass man sich vor Produkten der Nahrungsmittel-industrie nicht grundsätzlich fürchten muss, ist kein Plädoyer für eine bloß auf Fertigprodukten basierende Ernährung, aber eine Relativierung des Gebots: „Du sollst täglich selber aus frischen Produkten kochen." Eine Relativierung, die sich nicht nur auf die Tatsache stützt, dass erst der Siegeszug der Convenience-Produkte sowie der Fast-Food- und der Take-Away-Angebote zu einer Befreiung der Frauen vom Versorgungskochen geführt hat. Und dass erst diese Befreiung die Voraussetzung für die neue Lust am Selberkochen war, die nun – weil es nicht mehr nur um Versorgung geht – auch mehr und mehr Männer erfasst. Sie stützt sich darüber hinaus auch darauf, dass sich negative gesundheitliche Folgen des Konsums von Fertiggerichten und klassischem Fast Food (von Übergewicht bis zu Herz-Kreislauf-Erkrankungen, von Typ-2-Diabetes bis Darmkrebs) nur dann statistisch relevant feststellen lassen, wenn man sich fast ausschließlich von solchen Produkten ernährt und insgesamt einem Lebensstil frönt, der zu einer Erhöhung von Krankheitsrisiken führt, das heißt, sich wenig bewegt, viel raucht und trinkt, und – ob am Arbeitsplatz oder in Beziehungen – permanent psychischem Stress ausgesetzt ist. Studien in den USA, wo der Fertiggericht- und Junk-Food-Konsum immer noch deutlich höher liegt als in Europa, haben zudem gezeigt, dass schon eine moderate Abkehr von dieser Ernährungsform die Risiken ernährungskonnotierter Erkrankungen extrem senkt.

Warum die Verklärung der Hausmannskost ein elitäres Projekt ist

Dennoch wird der Mythos vom generellen Niedergang der Esskultur durch die Convenience-Küche von ihren Kritikern weiterhin mit Emphase gepflegt, auch wenn die kulturpessimistische Sichtweise der Realität in vielen heimischen Küchen nicht gerecht wird. Nicht weil dort so viel und gut mit frischen Ausgangsprodukten gekocht wird. Im Gegenteil: Die Verwendung von qualitativ hochwertigen und demnach natürlich auch teureren Convenience-Produkten trägt eher zu einer Qualitätssteigerung der durchschnittlichen Alltagsernährung bei; auch weil mit den optimierten Rezepturen und Herstellungsverfahren eine – verglichen mit einer klassischen Hausmannskost (in der nicht selten ölgetränkte Schnitzel oder Rösti, fette Frikadellen und niedergekochtes, aller Vitamine beraubtes Gemüse den Ton angeben) – leichtere Küche Einzug in die Privathaushalte hält.

Was vielen Kritikern, die selbst das Alltagsessen vom Plateau der Hauben- und Sterneküche aus betrachten, als „Niedergang der Esskultur" erscheint, ist bei differenzierter Betrachtung wohl eher die Folge eines kulturellen Wandels, im Zuge dessen auf dem Gebiet der Ernährung nachvollzogen wird, was in anderen Bereichen der Gesellschaft längst selbstverständlich war. Und wie jeder Wandel geht auch dieser nicht ohne Kollateralschäden und Fehlentwicklungen vor sich. So wie wir nicht mehr unsere Behausungen selber bauen, wie wir unsere Bekleidung, unsere Hemden, Anzüge, Kleider und Pullover nicht mehr selber nähen oder stricken, sondern von Spezialisten herstellen lassen, die das nicht nur kostengünstiger, sondern meist auch besser können, verfahren wir seit einigen Jahrzehnten auch beim alltäglichen Essen: Wir überlassen die Herstellung und Zubereitung Nahrungsexperten in gewerblichen Verarbeitungsbetrieben, in der Industrie und der Gastronomie.

Tatsächlich haftet der grundsätzlichen Ablehnung von Fertiggerichten und von Essen aus Schnellrestaurants immer auch der Hautgout eines Standesdünkels an – basierend auf überholten Vorstellungen von der bürgerlichen Familie inklusive traditioneller Geschlechterrollen, in der die Frau nicht darauf angewiesen ist, für Lohn zu arbeiten, und sich daher liebevoll um die Kindererziehung und um selbstgekochtes Essen kümmern kann. Diese aber entsprechen kaum mehr der Lebensrealität vieler Menschen, die entweder alleine leben, als Doppelverdiener mit Fulltime-Jobs morgens die Wohnung verlassen und erst wieder abends nach

Hause kommen und dann keine große Lust mehr haben, sich noch eine Stunde in die Küche zu stellen. Es gibt – auch wenn das in der öffentlichen Meinung oft so dargestellt wird – kaum prinzipielle Gründe, dass in der Großgastronomie bzw. industriell hergestellte Speisen schlechter sein *müssen* als am eigenen Herd zubereitete. Nicht nur die Hygienestandards sind in der Mehrzahl der Industrie- und Gastronomiebetriebe oft besser als in privaten Küchen, auch die Verarbeitung ist in vielen Fällen besser als in einem Durchschnittshaushalt: Viele in Konserven verarbeitete Lebensmittel stehen Produkten aus Omas Einmachgläsern kulinarisch und physiologisch kaum nach. Und bei Gemüse ist Tiefkühlware mitunter sogar frischen Produkten vorzuziehen. Es wird unmittelbar nach der Ernte (innerhalb von meist nur zwei Stunden) schockgefroren, und wenn die Kühlkette nicht unterbrochen wird, bleiben fast alle wertvollen Inhaltsstoffe erhalten. Der Verlust beim sehr empfindlichen Vitamin C liegt beispielsweise bei maximal 30 Prozent. Er ist deutlich geringer als bei frischem Obst und Gemüse, das tagelang im Kühlschrank oder Keller gelagert wird.

Schnell ist nicht zwangsläufig schlecht

Dass der Markt an Fertiggerichten dennoch mit minderwertigen Produkten überschwemmt ist, dass in vielen Imbiss-Lokalen, Gasthäusern, Restaurants sowie Schul- und Betriebskantinen billige Ausgangsprodukte in miserabler Qualität zu ungenießbaren Menüs verarbeitet werden, ist primär jener „Geiz ist geil"-Mentalität geschuldet, die von der Gesundheitspolitik gerne allein den Konsumenten zugeschrieben wird; die sich aber genauso in den marginalen Budgets widerspiegelt, die der Staat für Kindergarten-, Schul- und Krankenhausküchen sowie Unternehmen für ihre Betriebskantinen vorsehen.

Auch wenn die knappen Ess-Budgets in den privaten wie in den öffentlichen Kassen ausschlaggebend sind für unsere mediokre Alltagsernährung, so tragen freilich immer noch die Hersteller die Schuld an betrügerischen Machenschaften, die, wie der Pferdefleisch- und andere periodisch auftauchende Lebensmittelskandale, unsere Gemüter erregen.

Natürlich sollten wir uns auch als Konsumentinnen und Konsumenten bewusst machen, dass wir beim Kauf Verantwortung tragen – wenn schon nicht für die Welt, dann zumindest für unser eigenes Wohl. Wir müssen hinterfragen, wo unser Essen herkommt, und unser Bewusstsein für den Wert von Lebensmitteln, insbesondere von Fleisch und Tierprodukten, schärfen. Und wir müssen uns klarmachen, dass Billigpreise selten glückliche Zufälle sind, sondern meistens ein Zeichen dafür, dass in der Produktions- und Handelskette irgendjemand zu kurz gekommen ist – die Produzentin, der Zwischenhändler, die Tiere, die Umwelt oder die Produktqualität. Insofern ist Harald Lemke zuzustimmen, wenn er schreibt, dass „die vermeintlich unbedeutende Aufgabe der alltäglichen Gestaltung der eigenen *Essistenz* [...] der vorzügliche Gegenstand einer Politik des mündigen Konsums und Lebensstils sein kann".

Dass diese Macht nicht nur im Protest *gegen*, sondern vor allem im Engagement *für* Wirkung zeigen kann, lässt sich gerade an den jüngsten Entwicklungen im Fast-Food-Bereich erkennen. Vor allem in der Foodie-Szene wird die Suche nach besseren Alternativen zum primären Agens. Protestnetzwerke mit ihren „veralteten" Top-down-Strukturen und -Strategien, von denen die klassischen Anti-Corporate-Campaigns geprägt sind, werden sukzessive von Genussnetzwerken abgelöst: von Communal-Gardening-Initiativen, von immer dichter werdenden Netzwerken kleiner Premium-Produzenten und von Online-Händlern, die sich nicht nur auf digitalen Foren gegenseitig austauschen, unterstützen, beraten und bewerben, sondern auch im „realen Leben" – auf Wochenmärkten, in Kochstudios oder in der eigenen Küche, in der man sich nicht nur mit Freunden und Bekannten trifft, sondern die man auch für andere Gleichgesinnte und Interessierte öffnet. Es ist die wachsende Zahl „alternativer" Waren und Anbieter, die immer mehr Konsumenten in die Lage versetzt, sich von der „Supermarktokratie" zu emanzipieren und sich unabhängiger vom Mainstream-Angebot zu machen.

Auch Fast Food, jahrzehntelang der Inbegriff für minderwertigen Junk und Ausgeburt „böser" Gastrokonzerne, erfindet sich im Zuge dieser Entwicklung völlig neu. Ob *Gourmet Burger Kitchen* in England, *Chipotle*, *Maoz* oder *Zoës Kitchen* in den USA oder *Gourmet Hot Dogs* in Dänemark: Weltweit schießen Restaurants und Restaurant-Ketten aus dem urbanen Boden, die Fast Food in einer neuen, zuvor nicht gekannten Qualität offerieren. Auch in deutschen Großstädten ist eine alternative Burger-Bewegung ausgebrochen, die den Platzhirschen *McDonald's* und *Burger King* mit hochwertigen Ausgangsprodukten in Bio-Qualität und mit ungewöhnlichen Zutaten auf die Pelle rücken.

Dass gleichzeitig auf den Wirtschaftsseiten regelmäßig von Umsatzrückgängen traditioneller Fast-Food-Anbieter zu lesen ist, zeigt, dass Konsumenten nicht mit dem „fast" ein Problem haben, sondern eher damit, was dabei manchmal als „food" offeriert wird, und dass „schnell" nicht zwangsläufig mit „schlecht" einhergehen muss. Was die jahrzehntelangen Proteste gegen *McDonald's* und Co nicht geschafft haben, nämlich ein erfolgreiches, weil unserem Lebensstil besser angepasstes Gastro-Konzept in die Schranken zu weisen, das schaffen nun seit einiger Zeit Gastronomen, die sich den Herausforderungen der neuen Zeit stellen, statt stur auf Omas-Slow-Kitchen zu beharren. Die neue Devise heißt daher, Fast Food in einer die Slow-Prinzipien übernehmenden Version aufzutischen: „Improved Fast Food" nannte das jüngst der Gourmet-Kritiker der *New York Times*, Mark Bittman. Und er ist überzeugt davon, dass an diesem Trend auch die alten Hasen der Branche nicht vorbeikommen werden. Die „Drohung" der Konkurrenz mit besserer Qualität sei wirksamer als die Boykott-Haltung der Fast-Food-Gegner alten Zuschnitts. Und das ist gut so.

Nein, Essen muss nicht
Sünde sein

Jenseits kulinarisch anregender Food-Blogs und hedo-
nistischer Gourmet- und Wein-Magazine gewinnt man,
so haben wir in diesem Buch argumentiert, leicht den
Eindruck, dass wir beim Nachdenken über unsere Ernährung heute mehr Energie auf die Diskussion und die
Abwendung von Gefahren verschwenden, die uns beim
Essen und Trinken drohen, als für die Zubereitung und
den Genuss unserer Speisen und Getränke selbst. Bei
fast jedem Bissen fürchten wir um unsere Gesundheit,
denken wir an die Umweltbelastungen, die von der Produktion unserer Lebensmittel verursacht werden, oder
an das Leiden, dem Tiere in der industriellen Massen-
haltung ausgesetzt werden.

Dass das Nachdenken darüber sinnvoll und notwendig wäre, steht hier nicht zur Diskussion. Mit der Fokussierung auf Probleme aber, so haben wir zu zeigen
versucht, gerät leicht aus dem Blick, dass uns Essen nicht
zuletzt Lust, Genuss, Befriedigung und Freude bereiten
sollte. Eine Freude, die wir mit dem gemeinsamen Ziel,
ein gutes Leben zu führen, auch mit anderen teilen und
damit auch vergrößern können. Wenn wir jedoch die Gesundheit zur „grossen Göttin" (Nietzsche) erklären, zum
einzig angebeteten Wert, entsagen wir dem Leben und
unterwerfen uns einem Götzen, dem alles geopfert wird,
wofür die Erhaltung der Gesundheit einzig Sinn macht.

Sinngemäß gilt dies auch für die anderen modernen Götter, die Ökologie, den Klima- und den Tierschutz, denen sich viele - zähneknirschend oder mit quasi-religiösem Eifer - unterwerfen und damit aus dem Auge verlieren, dass das höchste Ziel eines Menschen letztlich kein anderes ist, als das aller anderen Lebewesen: das Streben nach einem guten Leben.

Auch wenn wir in diesem Streben immer wieder auch falsche Wege einschlagen, über Täuschungen und Irrtümer stolpern, selbst wenn es - um Theodor W. Adornos geflügelten Satz aus seiner „Minima Moralia" zu bemühen - „kein richtiges Leben im falschen" gäbe[1] (und damit kein gutes im schlechten), dürfen wir das Ziel selbst nicht diskreditieren, den „Traum eines Daseins ohne Schande" nicht aufgeben und uns den Sinn für das Gute nicht abkaufen lassen. Und das heißt, so hat Adorno seinen berühmten Satz in seiner Vorlesung zur Moralphilosophie später selbst präzisiert: Wir müssten stets so zu leben bemüht sein, „wie man in einer befreiten Welt glaubt leben zu sollen, gleichsam durch die Form der eigenen Existenz, mit all den unvermeidbaren Widersprüchen und Konflikten, die das nach sich zieht, versuchen, die Existenzform vorwegzunehmen, die die eigentlich richtige wäre"[2].

Genau dieser Versuch, den wir im Zuge der Protestbewegung im Anschluss an Adorno in den 1960er Jahren in der Praxis unternommen haben (und zu dem auch das Ausleben einer von religiösen Vorschriften und kleinbürgerlicher Moral befreiten Sexualität sowie der Genuss von Kuchen und Schokolade, argentinischen Steaks, französischem Rotwein und kubanischen Zigarren gehörte), gerät heute zunehmend in Verruf. Und zwar deshalb, weil mit den gesundheitlichen und moralischen Argumenten, die dabei ins Treffen geführt werden, gezielt unterschlagen wird, dass es bei der Frage, ob man ein „richtiges" oder „gutes" Leben im schlechten führen kann, immer auch um das Verhältnis zwischen moralischem Handeln und den jeweils herrschenden gesellschaftlichen Bedingungen geht. Das heißt darum, wie diese in unser individuelles Nachdenken über das gute Leben eindringen und es verzerren.

Etwa bei der Frage der Gesundheit, bei der es heute eben nicht nur um individuelle körperliche Unversehrtheit geht (die für ein gutes Leben wichtig ist), sondern mehr und mehr um unsere ökonomische Funktionstüchtigkeit, unsere Effizienz als Arbeitskraft und um den „Kostenfaktor", auf den wir reduziert werden, wenn wir erkranken. Verzerrt wird unser Nachdenken über das gute Leben auch durch die vegane Gesinnungsmoral, die vom Skandal der industriellen Massentierhaltung gerade dadurch ablenkt, dass sie den Fleischgenuss grundsätzlich verteufelt und – indem sie das moralische Problem den einzelnen Individuen aufbürdet – auch politische Handlungsmöglichkeiten verwirft. Letztere könnten bei der Fleischproduktion zu einem anderen Umgang mit Tieren führen, der ihnen und uns ein gutes Leben erlauben würde.

All die – wie auch immer widersprüchlichen – Versuche, „die Existenzform vorwegzunehmen, die die eigentlich richtige wäre", also ein gutes Leben auch im schlechten zu verfolgen, geraten heute in Verruf. Schon das *Streben* nach Genuss und Lebensfreude steht unter Generalverdacht, nicht erst die problematischen Wege, die wir dabei mitunter einschlagen. Immer enger zieht sich die Kette der Genussverbote – keine Lust, kein Vergnügen ist vor ihnen sicher. Und sie werden immer wirkungsvoller, weil wir die Disziplinierung, die einst Kirche und ständische Moral ausgeübt haben, zunehmend verinnerlichen, sie uns gleichsam selbst auferlegen. Das ist der „Trick" aller Religionen, auch der säkularen Ersatzreligionen. Er funktioniert auch im Falle der Ernährungsideologien bestens, die die Deutungshoheit darüber, wie viel und welcher Genuss für uns bekömmlich sei, für sich beanspruchen und uns die Regeln, Gebote und Verbote so verkaufen, als würden sie allein unserem Wohl dienen, unserer Gesundheit und unserer Sicherheit; hinter die jeder Anspruch auf Freiheit selbstredend zurücktreten müsse.

Den Anspruch auf Freiheit (die immer auch die Freiheit ist, die Fülle des Lebens zu genießen) wieder zu erheben, auch gegen den Strom des herrschenden Zeitgeists, dazu sollten unsere Überlegungen ermutigen. Und auch daran erinnern, dass, wer vor wenigen Jahrzehnten das Wort Sünde in den Mund nahm, dies noch mit nonchalanter Koketterie tat, in der sich auch die

Freude über die Emanzipation von gesellschaftlichen Normierungen artikulierte.

Der bis auf Epikur zurückreichenden materialistischen Philosophie folgend haben wir mit Robert Pfaller daher die Frage, „wofür es sich zu leben lohnt", ins Zentrum unserer Überlegungen gestellt. Weil nur sie uns dabei hilft, auch bei vernünftigen Entscheidungen nicht maßlos zu übertreiben und damit letztlich unvernünftig (gegen uns selbst) zu handeln: Das Ziel, sich gesund zu ernähren ist durchaus vernünftig. Wenn wir aber bei jedem Bissen abwägen und jedes Lebensmittel nur danach beurteilen, ob es ausreichend viele wichtige Nährstoffe enthält und absolut keine Schadstoffe, wenn wir jedes Angebot, mit einem guten Freund oder einer Arbeitskollegin – zum Beispiel anlässlich eines Geburtstages – ein Glas Wein zu trinken, mit Verweis auf die Schädlichkeit von Alkohol ablehnen (und die betroffene Person damit brüskieren, statt sie hochleben zu lassen), wenn wir uns weigern, Omas liebevoll selbst gebackenen Kuchen zu kosten, weil wir ahnen, dass er zu viel Butter und Zucker enthält, dann wird unser Wunsch, uns gesund zu ernähren, unvernünftig. Nicht nur weil wir uns damit selbst um den Genuss bringen, sondern weil wir damit auch jenen, die uns eingeladen und für uns gekocht oder gebacken haben, die Freude am Leben verderben.

Anmerkungen

WARUM EINE PRAGMATISCHE BALANCE ZWISCHEN ETHIK, GESUNDHEIT UND GE-
NIESSEN DIE BASIS FÜR EIN GUTES LEBEN IST

1   Ijoma Mangold: „Was hast du dir dabei gedacht?" Ein Besuch bei Hans
    Magnus Enzensberger. In: *Die Zeit*, Nr. 43, 16. Oktober 2014, S. 45.

2   Für Immanuel Kant ist die Demut somit „indirekt Indikator für die eigentliche
    Würde des Menschen als eines freiheitlichen Vernunftwesens". Zit. nach Mar-
    tin Gessmann (Hg.): Philosophisches Wörterbuch. Stuttgart 23 2009, S. 92.

3   Claus-Dieter Rath: Der besorgte Esser. In: Daniele Dell'Agli (Hg.): Essen als
    ob nicht. Frankfurt 2009, S. 202.

4   Zit. nach John Lanchester: Shut up and Eat. In: *The New Yorker*, 3.11.2014.
    http://www.newyorker.com/magazine/2014/11/03/shut-eat (Zugriff am 9.11.2014).

DIE NEUE ESSUNORDNUNG

1   Claus-Dieter Rath: Der besorgte Esser. In: Daniele Dell'Agli (Hg.): Essen als
    ob nicht. Frankfurt 2009, S. 207.

2   Robert Pfaller: Wofür es sich zu leben lohnt. Elemente materialistischer Phi-
    losophie. Frankfurt 2011, S. 15.

3   Richard Klein: Schöner blauer Dunst. München/Wien 1995.

EXKURS: GESUND ODER GUT LEBEN? EIN KURZER BESUCH BEI FREUNDEN DER MATE-
RIALISTISCHEN PHILOSOPHIE

1   Robert Pfaller: Die anmaßenden Gesten der Bescheidenheit. Vortrag beim
    Philosophicum Lech, 28.9.2013. Unveröffentlichtes Manuskript.

2   Ebd.

3   Ebd.

4   Ebd.

5   Byung-Chul Han: Agonie des Eros. Berlin 2012, S. 26 ff.

6   Ebd. S. 29.

7   Ebd. S. 37.

8   G.W.F. Hegel: Wissenschaft der Logik II. Sämtliche Werke. Hrsg. von G. Las-
    son, Bd. 6, S. 76. Zit. nach Byung-Chul Han, Agonie des Eros. Berlin 2012, S. 37.

9   Byung-Chul Han: Agonie des Eros. Berlin 2012, S. 37.

ÜBER FLEISCHESLUST UND MORAL

1   Jonathan Safran Foer: Tiere essen. Köln 2010.

2   Iris Radisch: Tiere sind auch nur Menschen. In: *Die Zeit*, Nr. 33, 16. August
    2010. http://www.zeit.de/2010/33/Vegetarismus-Essay (Zugriff am 6.12.2014).

3   Die deutschsprachige Ausgabe ist übrigens erst viele Jahre später erschienen.
    Peter Singer: Animal Liberation. Die Befreiung der Tiere. Hamburg 1996.

4   Siehe u.a. Leonard Nelson: Vorlesungen über die Grundlagen der Ethik. 2. Band,
    System der philosophischen Ethik und Pädagogik. Göttingen-Hamburg 1949.

5 Zit. nach Markus Hofmann: Fleisch essen gehört zu einem guten Leben. In: *Neue Zürcher Zeitung*, 20.8.2014. http://www.nzz.ch/schweiz/fleischessen-gehoert-zu-einem-guten-leben-1.18366342 (Zugriff am 25.10.2014).

6 Konrad Paul Liessmann: Dürfen wir Tiere essen? Interview in: *Kurier*, 30.3.2014. http://kurier.at/lebensart/genuss/herr-professor-liessmann-duerfen-wir-tiere-essen/57.926.473 (Zugriff am 25.10.2014).

7 Ebd.

8 Frutarier streben eine Ernährung mit ausschließlich pflanzlichen Produkten an, die nicht die Beschädigung der Pflanze, von der sie stammen, zur Folge haben. Knollen, Blätter oder Wurzeln von Nahrungspflanzen zählen daher nicht zu den „erlaubten" Lebensmitteln. Bereits vom Baum oder Strauch gefallene Nüsse, Früchte oder Samen sind dagegen erlaubt.

9 Zit. nach Markus Hofmann: Fleisch essen gehört zu einem guten Leben. In: *Neue Zürcher Zeitung*, 20.8.2014. http://www.nzz.ch/schweiz/fleischessen-gehoert-zu-einem-guten-leben-1.18366342 (Zugriff am 25.10.2014).

10 Michael Pollan: Das Omnivoren-Dilemma. Wie sich die Industrie der Lebensmittel bemächtigte und warum Essen so kompliziert wurde. München 2011.

11 Konrad Paul Liessmann: Dürfen wir Tiere essen? Interview in: *Kurier*, 30.3.2014. http://kurier.at/lebensart/genuss/herr-professor-liessmann-duerfen-wir-tiere-essen/57.926.473 (Zugriff am 25.10.2014).

12 Nicht zu verwechseln mit der Überzeugung von der Gleichwertigkeit allen Lebens.

13 Georg Schweisfurth, Simon Tresse: Fleisch. München 2014, S. 314.

14 Ebd.

15 Vgl. dazu u.a. Hilal Sezgin: Artgerecht ist nur die Freiheit. München 2014. – Sezgin spricht Tieren darin ein Recht auf Wahlfreiheit (z. B. bei der Wahl ihres Futters und ihres Schlafplatzes) und Handlungsfreiheit zu (z. B. bei der Befriedigung des Schlafbedürfnisses, des Sozial- und Sexualbedürfnisses zwischen mehreren Optionen entscheiden zu können). „Freiheit als Autonomie" (für die Selbstreflexion die Voraussetzung ist) könnten Tiere aber, so Sezgin, nicht beanspruchen. Es macht daher auch keinen Sinn, sie ihnen aus ethischen Gründen „zuzusprechen".

16 „Es ist", so wird die Tierkommunikatorin Gudrun Weerasinghe auf vielen veganen Websites gerne zitiert, „eine Unsitte des Menschen, sich auf Tierrücken zu setzen und völlig unnatürlich."

17 Konrad Paul Liessmann: Dürfen wir Tiere essen? Interview in: *Kurier*, 30.3.2014. http://kurier.at/lebensart/genuss/herr-professor-liessmann-duerfen-wir-tiere-essen/57.926.473 (Zugriff am 25.10.2014).

18 Ebd.

19 Urs Hafner: ‚Vische' stinken nicht. In: *Neue Zürcher Zeitung*, 23.6.2014. http://www.nzz.ch/wissenschaft/bildung/vische-stinken-nicht-1.18327936 (Zugriff am 31.8.2014).

1   Der von Hildmann mit ausgelöste Boom scheint jedenfalls noch lange nicht zu Ende: Zwischen 2007 und 2010 erschienen 15 vegane Kochbücher in Deutschland. Allein 2014 waren es bis August schon 77.

2   Lisa Nienhaus: Deutschland, Land der Veganer. In: *Frankfurter Allgemeine Zeitung*, 15.9.2013. http://www.faz.net/aktuell/wirtschaft/wirtschaftspolitik/lebensmittel/lebensmittel-deutschland-land-der-veganer 12574490.html? printPagedArticle=true#pageIndex_2 (Zugriff am 23.8.2014).

3   Vgl. ebd.

4   Dass Veganismus zur Ersatzreligion werden kann, legen vegane Tierrechtsaktivisten wie etwa Achim Stößer nahe, der auf seiner Website (http://achimstoesser.de/) verkündet: „Als Atheist engagiere ich mich gegen jegliche religiöse Wahnvorstellung." Die von ihm mitverfassten Texte auf der Website veganismus.de lesen sich gleichwohl wie religiöse Suaden. Vgl. http://veganismus.de/vegan/faq-ernaehrung.html (Zugriff am 8.10.2014).

5   Zit. nach Christina Hucklenbroich: Veganismus als Lifestyle. Unser Schrot und Korn gib uns heute. In: *Frankfurter Allgemeine Zeitung*, 25.09.2014. http://www.faz.net/aktuell/feuilleton/debatten/veganismus-als-lifestyle-unser-schrot-und-korn-gib-uns-heute-13173900-p5.html (Zugriff am 8.10.2014).

6   http://maqi.de/txt/nahrung.html (Zugriff am 8.10.2014).

7   Zit. nach Christina Hucklenbroich: Veganismus als Lifestyle. Unser Schrot und Korn gib uns heute. In: *Frankfurter Allgemeine Zeitung*, 25.09.2014. http://www.faz.net/aktuell/feuilleton/debatten/veganismus-als-lifestyle-unser-schrot-und-korn-gib-uns-heute-13173900-p5.html (Zugriff am 8.10.2014).

8   Vgl. Johannes Michalak und Thomas Heidenreich: Achtsamkeitsbasierte Psychotherapie. Chancen und Grenzen der dritten Generation der Verhaltenstherapie. In: *Sucht*. Zeitschrift für Wissenschaft und Praxis Nr. 60/214, S. 7–12.

9   Zit. in http://www.faz.net/aktuell/wirtschaft/wirtschaftspolitik/lebensmittel/lebensmittel-deutschland-land-der-veganer-12574490.html?printPagedArticle=true#pageIndex_2 (Zugriff am 23.8.2014).

10   http://www.thegreenrucksack.blogspot.co.at/ (Zugriff am 23.8.2014).

DIE ORTHODIÄT ODER WIE WIR VERLERNEN, UNSER ESSEN ZU GENIESSEN

1   Der Geschmack hat ursprünglich eine Schutzfunktion. Er kann auf eine Gefahr aufmerksam machen, vor allem wenn er auf etwas Bitteres stößt, weil viele bittere Substanzen giftig sind.

2   Vgl. http://www.bmj.com/content/349/bmj.g6015 (Zugriff am 31.10.2014).

3   http://www.welt.de/wissenschaft/article2248543/Sojaprodukte-gefaehrden-die-Fruchtbarkeit.html (Zugriff am 23.11.2014).

4   Die Nachrichten aus den Forschungen zu gesundheitlichen Wirkungen von Lebensmitteln – zum Beispiel von Bienenhonig – lesen sich dann meist so, als könnte man schon allein durch den Verzehr *eines* „guten" Lebensmittels die persönliche Gesundheit optimieren: „Forscher der Universität Waikato in Neusee-

land fanden heraus, dass Honig rund 60 Bakterienarten, aber auch Viren und Pilze bekämpfen kann, indem er durch spezielle Inhaltsstoffe deren Wachstum bremst. Der Mechanismus dahinter: Honig entzieht den bakteriellen Zellen das Wasser. ‚Dadurch schrumpfen sie und sterben ab‘, fand Guido Majno von der University Of Massachusetts heraus. Ebenso soll ein Enzym wirken, das zu desinfizierendem Wasserstoffperoxid umgewandelt wird. In einer deutschen Studie erhöhte sich der Anteil der T-Lymphozyten, die für die Immunabwehr verantwortlich sind, durch den Genuss von Honig um bis zu 20 Prozent." Zit in: http://kurier.at/lebensart/gesundheit/heilmittel-so-gesund-ist-honig/ 94.023.338/slideshow (Zugriff am 23.11. 2014).

5   Jean-Claude Kaufmann: Kochende Leidenschaft. Soziologie vom Kochen und Essen. Konstanz 2006, S. 22.

6   Ebd.

7   Zit in: Markus Hofmann: Fleischessen gehört zu einem guten Leben. In: *Neue Zürcher Zeitung*, 20.8.2014. http://www.nzz.ch/schweiz/fleischessen-gehoert-zu-einem-guten-leben-1.18366342 (Zugriff am 23.8.2014).

8   Ebd.

9   Vgl. dazu auch Gerlinde Gukelberger-Felix: Orthorexie: Gesunde Ernährung als Ersatzreligion. In: *SPIEGEL*, August 2014. http://www.spiegel.de/gesundheit/psychologie/orthorexie-wenn-gesunde-ernaehrung-zum-zwangwird-a-986974.html (Zugriff am 31.8.2014).

10   Jean Anthelme Brillat-Savarin: Physiologie des Geschmacks oder Physiologische Anleitungen zum Studium der Tafelgenüsse. München 1991.

11   Die auf Selbstdiagnosen basierenden Ernährungsumstellungen erweisen sich nicht selten als kontraproduktiv, da eine selbst gewählte glutenfreie Ernährung es Ärzten massiv erschwert, tatsächliche Unverträglichkeiten und Allergien korrekt diagnostizieren zu können.

12   In Österreich ist - laut Umfragen des Marktforschungsinstituts GfK – der Anteil der Bevölkerung, die mit ihrer Ernährungsweise „voll und ganz zufrieden" sind, zwischen 2002 und 2007 von 48 auf 29 Prozent gesunken (vgl. Hanni Rützler, Wolfgang Reiter: Food Change. 7 Leitideen zu einer neuen Esskultur. Wien 2010, S. 89).

WARUM ES KEINE „GUTEN" UND „BÖSEN" LEBENSMITTEL GIBT

1   Claus-Dieter Rath: Der besorgte Esser. In: Daniele Dell'Agli (Hg.): Essen als ob nicht. Frankfurt 2009, S. 223.

2   Jakob Tanner: Modern Times: Industrialisierung und Ernährung in Europa und den USA im 19. und 20. Jahrhundert. In: Felix Escher, Claus Buddeberg (Hg.): Essen und Trinken zwischen Ernährung, Kult und Kultur. Zürich 2003, S. 33.

3   Vgl. http://de.wikipedia.org/wiki/Verordnung_%28EG%29_Nr._1924/ 2006 _%28Health_Claims%29 (Zugriff am 11.12.2014).

4   Vgl. Wendy Mogel: The Blessings of a Skinned Knee. Using Jewish Teachings to Raise Self-Reliant Children. New York, London, Toronto, Sydney, Singapore 2001.

5 Zusatzstoffe dürfen nur nach ausdrücklicher Zulassung verwendet werden. Eine Zulassung wird nur erteilt, wenn wissenschaftlich erwiesen ist, dass keine Gesundheitsrisiken bestehen, sie technologisch notwendig sind und den Verbraucher nicht täuschen. Zudem müssen Zusatzstoffe kenntlich gemacht werden. Dafür vergibt die Europäische Union für jeden zugelassenen Stoff eine sogenannte E-Nummer, die unter der „Liste der in der Europäischen Union zugelassenen Lebensmittelzusatzstoffe" im Einzelnen verzeichnet sind. Siehe dazu: http://de.wikipedia.org/wiki/Liste_der_Lebensmittelzusatzstoffe.

6 Zitate eines Veganers und einer Anhängerin der Logi-Diät in Eva-Maria Schnurr: Die Besser-Esser. In: *Die Zeit*, 13.9.2006. http://www.zeit.de/zeitwissen/2006/05/Titel_Ernaehrung.xml (Zugriff am 28.8.2014).

7 Lebensmittelallergien können auch von anderen Stoffen ausgelöst werden, meist von fett- und proteinreichen Lebensmitteln wie Milch, Ei und Erdnüssen. Andere häufiger allergische Reaktionen auslösende Nahrungsmittel bzw. Nahrungsmittelbestandteile sind Krebstiere, Sojabohnen, Schalenfrüchte, Sellerie, Senf, Schwefeldioxid, Lupinen und Weichtiere, kaum jedoch Fleisch und Fleischwaren, weil diese eine ähnliche Proteinstruktur aufweisen wie der menschliche Körper.

8 Vgl. etwa D.L. Jewett u. a.: A double-blind study of symptom provocation to determine food sensitivity. In: NEJM 323, 1990, S. 429-433. - Bei dieser Doppelblindstudie wurde Patienten, die über eine Nahrungsmittelallergie klagten, Injektionen von Kochsalzlösung verabreicht, die ihnen bewusst falsch als Allergen beschrieben wurde. Ein Viertel dieser Patienten zeigte nach der Injektion tatsächlich allergische Reaktionen.

Exkurs: Technokratischer Nahrungsoptimismus und feinschmeckerische Horrorszenarien. Ein paar Gedanken zur industriellen Nahrungsmittelproduktion

1 Der Begriff wurde vom damaligen Geschäftsführer der *United States Agency for International Development*, William Gaud, gegen Ende der 1960er Jahre geprägt und bezog sich auf die damals mit neuen Hochleistungs- bzw. Hochertragssorten erzielten Rekorderträge insbesondere in der Türkei, Pakistan, Indien und auf den Philippinen. Das Welthungerproblem erschien den Verfechtern der „Grünen Revolution" primär als Resultat technischer Defizite und sei demnach mit industriellen landwirtschaftlichen Methoden sowie der Entwicklung und dem weltweiten Export neuer Getreidesorten zu lösen.

2 Vgl. Günther Anders: Die Antiquiertheit des Menschen. Band I. Über die Seele im Zeitalter der zweiten industriellen Revolution. München 2009.

Über Geschmack und die Weisheit des Bauchgefühls

1 Jean-Claude Kaufmann: Kochende Leidenschaft. Soziologie vom Kochen und Essen. Konstanz 2006, S. 44.

2 Vgl. dazu u. a. Gerd Gigerenzer: Bauchentscheidungen. Die Intelligenz des Unbewussten und die Macht der Intuition. München 2007.

3   Jean-Claude Kaufmann: Kochende Leidenschaft. Soziologie vom Kochen und Essen. Konstanz 2006, S. 45.

4   Uwe Knop: Esst, was Ihr wollt, und hört auf Euren Körper. http://www.echteesser.de/tl_files/files/Scene%20Oberstaufen_OKT_2014.pdf (Zugriff am 25.8.2014).

5   Ebd.

6   Jean-Claude Kaufmann: Kochende Leidenschaft. Soziologie vom Kochen und Essen. Konstanz 2006, S. 44.

7   Der „Lebensmittelüberfluss", mit dem wir in Europa seit dem Wiederaufbau nach dem Zweiten Weltkrieg „gesegnet" sind (und es ist historisch betrachtet ein Segen, den quantitativen Mangel, der uns bis dahin immer begleitet hat, überwunden zu haben), hat zur Erosion der „kulinarischen Ordnung" etwa genauso viel beigetragen wie die Auflösung der festen Mahlzeiten und damit des „bürgerlichen Mahls". Erst die Möglichkeit, überall und jederzeit vergleichsweise günstig Lebensmittel und Speisen unabhängig von saisonalen und regionalen Beschränkungen konsumieren zu können, machte den „Mittagstisch" und das „Abendbrot" in ihrer traditionellen Form obsolet.

8   Robert Pfaller: Zweite Welten. Und andere Lebenselixiere. Frankfurt 2012, S. 229.

9   Ebd. S. 231.

10 Ebd. S. 232.

11 Süße Lebensmittel signalisieren eine sichere und schnelle Energiequelle in Form von Kohlenhydraten. Dem menschlichen Organismus giftige Natursubstanzen schmecken zumeist bitter und selten süß. Natürliche hochkalorische Energielieferanten haben einen besonders angenehmen Geschmack. Und die neben süß bevorzugte Geschmacksqualität umami zeigt tierische oder pflanzliche Proteinquellen an. Auch Muttermilch, das erste Nahrungsmittel eines Säuglings, prägt von Anfang an unsere Vorliebe für Süßes und „Wohlschmeckendes" (umami).

12 Vgl. dazu ausführlicher Hanni Rützler: Kinder lernen essen. Strategien gegen das Zuviel. Wien 2010; darin vor allem das Kapitel: Gebrauchsanweisungen für das Schlaraffenland, S. 188 ff.

13 Jean-Claude Kaufmann: Kochende Leidenschaft. Soziologie vom Kochen und Essen. Konstanz 2006, S. 42.

14 Vgl. Alain Corbin: Pesthauch und Blütenduft. Eine Geschichte des Geruchs. Berlin 1982.

15 Jean-Claude Kaufmann: Kochende Leidenschaft. Soziologie vom Kochen und Essen. Konstanz 2006, S. 47.

16 Das „Charmante" an Giulia Enders' schon in 25. Auflage erschienenen Bestsellers „Darm mit Charme" (Berlin 2014) liegt auch darin, dass sie in der Lage ist, ihre individuellen „Körpersignale", die sie in ihrem Buch thematisiert, in eine naturwissenschaftliche, also intersubjektive „Sprache" zu übersetzen und sie damit einem rationalen Diskurs überhaupt erst zugänglich zu machen.

17 Vgl. Immanuel Kant: Kritik der Urteilskraft. Werkausgabe, Band X. Frankfurt 1974.

18 Dass darüber hinaus auch gezieltes sensorisches Training einen positiven Einfluss auf die olfaktorische und gustatorische Wahrnehmung haben kann, konnte im Zuge einer Studie mit Kindern im Rahmen einer Massenarbeit am Department für Ernährungswissenschaften an der Universität Wien nachgewiesen werden (vgl. *einblicke.* Zeitschrift des Verbandes der Ernährungswissenschafter Österreichs, 03/13, S. 12).

19 Schon diese Unterscheidung macht vielen aber heute große Probleme. So kann gemäß einer Untersuchung aus dem Jahr 2008 nur ein Viertel aller österreichischen Kinder die Grundgeschmacksrichtungen süß, sauer, salzig und bitter unterscheiden (vgl. Klaus Dürrschmid, Eva Unterberger, Sabine Bisovsky: Untersuchung zu den gustatorischen und olfaktorischen Wahrnehmungsfähigkeiten von 10- bis 13-jährigen Schulkindern in Österreich. Hrsg. v. AMA Agrarmarkt Austria Marketing GmbH 2008).

20 Zit. nach Claudia Wüstenhagen: Die Wahrheit über unser Essen. In: *Die Zeit* Wissen Nr. 05/2009. http://www.zeit.de/zeit-wissen/2009/05/Essen (Zugriff am 15.8.2014).

21 Vgl. Friedrich und Irmgard Manz: Sinnesentwicklung und Sinnesausprägung beim Föten und Säugling. In: Dietrich von Engelhardt, Rainer Wild (Hg.): Geschmackskulturen. Vom Dialog der Sinne beim Essen und Trinken. Frankfurt 2005, S. 97.

Erhalten Säuglinge, so eine andere Studie, in einer frühen Phase hypoallergene Ersatzmilch, die relativ bitter schmeckt, tolerieren sie auch Jahre später Bittergeschmack in deutlich höherem Ausmaß als Gleichaltrige (vgl. Julie A. Mennella u. a.: Flavor Programming During Infancy. In: *Pediatrics* Vo. 113, 2004, S. 845).

22 Vgl. Udo Pollmer: Esst endlich normal! Das Anti-Diät-Buch. München 2007.

Essen macht Spass und gutes Essen macht sehr viel Spass. Ein Plädoyer für das Geniessen

1 Jakob Strobel y Serra: Feiert Orgien mit Messer und Gabel! In: *Frankfurter Allgemeine Zeitung*, 11.7.2014. http://www.faz.net/aktuell/feuilleton/debatten/orgien-mit-messer-und-gabel-aufruf-zur-wollust-13040596.html (Zugriff am 15.8.2014).

2 Rheingold Salon: Die Unfähigkeit zu genießen. Die Deutschen und der Genuss. Köln 2012, http://www.rheingold-salon.de/grafik/veroeffentlichungen/Text_DiageoPernodRicardGenussstudie_Reader_2012-05-22%20%281%29.pdf (Zugriff am 2.11.2014).

3 Übergewichtige werden indirekt zu Schmarotzern an den staatlichen Gesundheitskassen erklärt, im Alkohol- und Tabakgenuss wird zunehmend asoziales Verhalten gesehen und bestimmte Praktiken unserer Esskultur wie der Verzehr von Fleisch, Milch und Milchprodukten werden zumindest von fanatischen Veganisten als mörderisch diffamiert.

4   Robert Pfaller: Wofür es sich zu leben lohnt. Elemente materialistischer Philosophie. Frankfurt 2011, S. 260.

5   Ebd., S. 261.

6   Vgl. ebd. S. 26.

7   Vgl. dazu vor allem Reinhold Bergler, Tanja Hoff: Genuss und Gesundheit. Köln 2002.

8   Es gibt sogar empirische Hinweise darauf, dass sich Genuss beim und Freude am Essen positiv auf die Verwertung von Nährstoffen auswirken (vgl. Hanni Rützler: Kinder lernen essen. Strategien gegen das Zuviel. Wien 2007, S. 150).

9   Dazu zählen etwa die Heißhungerattacken bei Diäten sowie das (oft exzessive) Trinkverhalten von einsamen und depressiven, aber auch extrem leistungsorientierten Menschen.

10 Gemeint sind damit Gebote wie: „Ja, du sollst mit einem Glas Champagner zum Geburtstag deines Freundes anstoßen, auch wenn du sonst keinen Alkohol trinkst!"

11 Robert Pfaller: Wofür es sich zu leben lohnt. Elemente materialistischer Philosophie. Frankfurt 2011, S. 26.

12 Epikur: Über das Glück. Zürich 1995, S. 71.

13 Die Autoren haben darin einen Leitfaden für einen genussvollen Umgang mit dem Essen erstellt, der aus sieben Regeln besteht. Ursprünglich im Rahmen der therapeutischen Arbeit mit Depressiven erarbeitet, hat Hanni Rützler diesen Leitfaden für ihr Buch „Kinder lernen essen. Strategien gegen das Zuviel" (Wien 2007, S. 160 ff) überarbeitet und zur Orientierung auch für gesunde Erwachsene und Eltern erweitert.

14 Thomas Rietzschel: Kein Genießen ohne Wissen. In: *Frankfurter Allgemeine Zeitung*, 20.11.2003, Nr. 270 / S. R2.

15 Heidrun Merkle: Tafelfreuden. Eine Geschichte des Genießens. Düsseldorf 2001.

KOCHEN ODER NICHT KOCHEN?

1   Vgl. Robert Pfaller: Ästhetik der Interpassivität. Hamburg 2009.

2   Während laut einer Untersuchung fast 100 Prozent der deutschen Frauen über 40 angeben, kochen zu können, ist es bei den unter 40-jährigen nur mehr jede zweite (Vgl. European Food Trends. GDI, Rüschlikon/Zürich 2008).

3   Vgl. dazu auch Hanni Rützlers FOOD REPORT 2015. Hrsg. v. Zukunftsinstitut. Frankfurt 2014, S. 30 ff.

4   Tobias Rüther: Kochen, Alter, kochen! In: *Frankfurter Allgemeine Zeitung*, 16.8.2014. http://www.faz.net/aktuell/feuilleton/esskultur-kochen-alter-kochen-13101755.html (Zugriff am 19.9.2014).

5   In Hanni Rützlers FOOD REPORT 2015 (S. 32 ff.) haben wir diese Entwicklung, in der sich sowohl die Sehnsucht nach Autarkie als auch nach Partizipation ausdrückt, unter dem Trend-Stichwort „DIY-Food" ausführlicher beschrieben: *„Do it yourself* stellt ökonomisch die reinste Form der Individualisierung dar. Sie ist – falls die eigene Herstellung von Lebensmitteln nicht nur

als Hobby, sondern auch als Facette einer Alternative zur industriellen Nahrungsmittelproduktion betrieben wird – zugleich aber nur dann sinnvoll, wenn sie in alltagstaugliche Formen der Kooperation eingebunden ist. Die neuen Informations- und Kommunikationstechnologien ermöglichen die Vernetzung mit Gleichgesinnten, nicht nur um Erfahrungen, sondern auch um Produkte auszutauschen. Somit werden die Voraussetzungen geschaffen, um sich zumindest partiell vom Supermarktangebot zu emanzipieren und die Vielfalt des Selbstgerechten zu genießen. Denn der eine spezialisiert sich vielleicht auf das Einlegen von Gurken, der andere bäckt Brot, die Dritte ist ein Marmeladen- und Chutney-Pro, und die Facebook-Freundin aus dem anderen Stadtteil stellt wunderbare Sugos her."

6   Zit. nach Robert Pfaller: Wofür es sich zu leben lohnt. Elemente materialistischer Philosophie. Frankfurt 2011, S. 245.

7   Vgl. William Deresiewicz: A Matter of Taste? In: *New York Times*, 26.10.2012. http://www.nytimes.com/2012/10/28/opinion/sunday/how-food-replaced-art-as-high-culture.html?module=Search&mabReward=relbias:w, {%222%22:%22RI:14%22}&assetType=opinion&_r=0 (Zugriff am 20.8.2014).

8   Tobias Rüther: Kochen, Alter, kochen! In: *Frankfurter Allgemeine Zeitung*, 16.8.2014. http://www.faz.net/aktuell/feuilleton/esskultur-kochen-alter-kochen-13101755.html (Zugriff am 19.9.2014).

9   Der spanische Küchen-Avantgardist war 2007 einer der vielbeachteten Protagonisten der „documenta 12", eines der bedeutendsten globalen Kunst-Events.

10 http://www.fool.se.

11 Robert Pfaller: Wofür es sich zu leben lohnt. Elemente materialistischer Philosophie. Frankfurt 2011, S. 253.

12 Insbesondere der Philosoph Harald Lemke hat das Thema Kochen und Essen mit zahlreichen Publikationen zur „akademischen Disziplin" erhoben. (Vgl. u.a. Harald Lemke: Ästethik des guten Geschmacks. Vorstudien zu einer Gastrosophie. In: R. Behrens, K. Kresse, R. Peplow (Hg.): Symbolisches Flanieren. Kulturphilosophische Streifzüge. Hannover 2001, S. 268–284.)

13 Vgl. vor allem die Bücher von Hans-Ulrich Grimm: „Die Suppe lügt" (München, 1999), „Garantiert gesundheitsgefährdend. Wie uns die Zuckermafia krank macht" (München 2013), „Vom Verzehr wird abgeraten. Wie uns die Industrie mit Gesundheitsnahrung krank macht" (München 2012) etc.

Fast Food kann auch „slow" sein. Eine kleine Verteidigung des bequemen Essens

1   Auch Kinder können dadurch andere Erfahrungen machen: nämlich dass Essenkochen nicht zwangsläufig eine öde Pflicht ist, sondern Spaß machen kann und damit die Zubereitung von Lebensmitteln als sinnliches Erlebnis erfahrbar wird.

2   Harald Lemke, Ästethik des guten Geschmacks. Vorstudien zu einer Gastrosophie. In: R. Behrens, K. Kresse, R. Peplow (Hg.): Symbolisches Flanieren.

Kulturphilosophische Streifzüge. Hannover 2001, S. 280. – Mit der Wort-
schöpfung *Essistenz* versucht Lemke die essenzielle Bedeutung des Essens für
die menschliche Existenz hervorzuheben.
3   Vgl. zu den zahlreichen neuen Formen der Kooperation und des gemeinsamen Genießens u. a. Hanni Rützler, Wolfgang Reiter: Food Change. 7 Leitideen für eine neue Esskultur. Wien 2010, S. 55 ff.

NEIN, ESSEN MUSS NICHT SÜNDE SEIN

1   Theodor W. Adorno: Minima Moralia. Frankfurt 2000.
2   Zit. nach Wilhelm Schmid: Philosophie der Lebenskunst. Eine Grundlegung.
Frankfurt 1998, S. 48.

Literatur zum Thema

Andrews, Geoff: The Slow Food Story. Politics and Pleasure. Ithaca 2008

Arnim, Gabriele von: Essen. Kleine Philosophie der Passionen. München 1998

Barlösius, Eva: Soziologie des Essens. Eine sozial- und kulturwissenschaftliche Einführung in die Ernährungsforschung. Weinheim, München 1999

Bergler, Reinhold/Hoff, Tanja: Genuss und Gesundheit. Köln 2002

Brillat-Savarin, Jean Anthelme: Physiologie des Geschmacks oder Physiologische Anleitungen zum Studium der Tafelgenüsse. München 1991

Dell'Agli, Daniele (Hg.): Essen als ob nicht. Frankfurt 2009

Epikur: Über das Glück. Zürich 1995

Escher, Felix/Buddeberg, Claus (Hg.): Essen und Trinken zwischen Ernährung, Kult und Kultur. Zürich 2003

Foer, Jonathan Safran: Tiere essen. Köln 2010

Gigerenzer, Gerd: Bauchentscheidungen. Die Intelligenz des Unbewussten und die Macht der Intuition. München 2007

Harrus-Révidi, Gisèle: Die Kunst des Genießens. Esskultur und Lebenslust. Düsseldorf 1996

Hirschfelder, Gunther: Europäische Esskultur. Eine Geschichte der Ernährung von der Steinzeit bis heute. Frankfurt 2005

Jütte, Robert: Geschichte der Sinne. Von der Antike bis zum Cyberspace. München 2000

Kaufmann, Jean-Claude: Kochende Leidenschaft. Soziologie vom Kochen und Essen. Konstanz 2006

Leitzmann, Claus: Vegetarismus. Grundlagen, Vorteile, Risiken. München 2001

Lemke, Harald: Die Kunst des Essens. Eine Ästhetik des kulinarischen Geschmacks. Bielefeld 2007

Longue, Alexandra: Die Psychologie des Essens und Trinkens. Heidelberg 1995

Lukrez: Über die Natur der Dinge, Berlin 2014

MacClancy, Jeremy: Gaumenkitzel. Von der Lust am Essen. Frankfurt 1997

Merkle, Heidrun: Tafelfreuden. Eine Geschichte des Genießens. Düsseldorf/Zürich 2001

Montanari, Massimo: Der Hunger und der Überfluss. Kulturgeschichte der Ernährung in Europa. München 1993

Paczensky, Gert von/Dünnebier, Anna: Kulturgeschichte des Essens und Trinkens. München 1994

Pfaller, Robert: Wofür es sich zu leben lohnt. Elemente materialistischer Philosophie. Frankfurt 2011

Pfaller, Robert: Zweite Welten. Und andere Lebenselixiere. Frankfurt 2012

Pollan, Michael: Das Omnivoren-Dilemma. Wie sich die Industrie der Lebensmittel bemächtigte und warum Essen so kompliziert wurde. München 2011

Pollan, Michael: Essen Sie nichts, was Ihre Großmutter nicht als Essen erkannt hätte. Goldene Regeln für gute Ernährung. München 2013

Randow, Gero von: Genießen. Eine Ausschweifung, München 2003

Rigotti, Francesca: Philosophie in der Küche. Kleine Kritik der kulinarischen Vernunft. München 2002

Rützler, Hanni/Reiter Wolfgang: Food Change. 7 Leitideen für eine neue Esskultur. Wien 2010

Rützler, Hanni: Kinder lernen essen. Strategien gegen das Zuviel. Wien 2007

Rützler, Hanni: Was essen wir morgen? Wien 2005

Schmid, Wilhelm: Philosophie der Lebenskunst. Eine Grundlegung. Frankfurt 1998

Schulze, Gerhard: Die Sünde. Das schöne Leben und seine Feinde. Wien/München 2006

Schweisfurth, Georg/Tresse, Simon: Fleisch, München 2014

Schweisfurth, Georg: Die Bio-Revolution. Die erfolgreichsten Bio-Pioniere Europas. Wien 2014

Schweisfurth, Karl Ludwig: Tierisch gut. Vom Essen und Gegessenwerden. München 2010

Singer Peter: Animal Liberation. Die Befreiung der Tiere. Hamburg 1996

Soboczynski, Adam: Das Buch der Laster. 29 Ausschweifungen. Berlin 2012

Soboczynski, Adam: Glänzende Zeiten. Fast ein Roman, Berlin 2010

Wagner, Christoph: Fast schon Food. Die Geschichte des schnellen Essens. Frankfurt/New York 1995

Waterhouse, Debra: Why Woman need Chocolate. London 1995

Wirz, Albert: Die Moral auf dem Teller. Zürich 1993

Zipprick, Jörg: Die Erfinder des guten Geschmacks. Eine Kulturgeschichte der Köche. Köln 2013

Bibliografische Information der Deutschen Nationalbibliothek
Die Deutsche Nationalbibliothek verzeichnet diese Publikation in der
Deutschen Nationalbibliografie; detaillierte bibliografische Daten sind im
Internet über http://dnb.d-nb.de abrufbar.

1. Auflage

Covergestaltung: Fuhrer, Wien
Coverillustration: © Getty Images/Jacquie Boyd
Grafische Gestaltung und Satz: Fuhrer, Wien
Lektorat: Inge Fasan
Schrift: Romain BP Text und Domaine Sans Text
Papier: Munken Print White 115g/m²
Gedruckt in der EU

Copyright © 2015 by Christian Brandstätter Verlag, Wien

Alle Rechte, auch die des auszugsweisen Abdrucks
oder der Reproduktion einer Abbildung, sind vorbehalten.
Das Werk einschließlich aller seiner Teile ist urheberrechtlich geschützt.
Jede Verwertung ohne Zustimmung des Verlages ist unzulässig.
Dies gilt insbesondere für Vervielfältigungen, Übersetzungen,
Mikroverfilmungen und die Einspeicherung und Verarbeitung in
elektronischen Systemen.

ISBN 978-3-85033-857-8

Christian Brandstätter Verlag
GmbH & Co KG
A-1080 Wien, Wickenburggasse 26
Telefon (+43-1) 512 15 43-0
Telefax (+43-1) 512 15 43-231
E-Mail: info@brandstaetterverlag.com
www.brandstaetterverlag.com

Designed in Austria, printed in the EU